L'HYGIÈNE NATURELLE

PAR LE

ZOUAVE JACOB

L'HYGIÈNE NATURELLE

PAR LE

ZOUAVE JACOB

OU

L'ART DE CONSERVER SA SANTÉ

ET

DE SE GUÉRIR SOI-MÊME

SE TROUVE CHEZ L'AUTEUR

PARIS
TYPOGRAPHIE ET LITHOGRAPHIE ALCAN-LÉVY
BOULEVARD DE CLICHY, 62

Mon but en publiant ce livre est de faire connaître à tous la manière de conserver la santé. C'est de la véritable et bonne hygiène que jaillissent les moyens simples et naturels de délivrer l'humanité de la maladie. Les moyens que je recommande donnent la solution du grand problème de conserver la santé. En lisant attentivement ce livre on y trouvera la manière de prévenir tous les genres de maladie.

Pour être acceptés, les conseils que je donne ne demandent ni croyance, ni foi aveugle, ils s'adressent au bon sens de tout le monde. Sans être savant on peut vérifier ce que j'avance par les nombreux faits accomplis. La véritable hygiène est la plus simple et la plus naturelle des choses ; elle existe toute faite dans la nature ; mais la science erronée des soi-disant savants, perdant de vue l'hygiène naturelle par des recherches systématiques, l'a dénaturée et l'a rendue méconnaissable au point de ne plus la reconnaître dans sa simplicité naturelle. Pour celui, au contraire, qui subordonne la science étroite et orgueilleuse des savants à l'enseignement modeste et large de la nature, l'hygiène lui apparaît dans toute sa simplicité. Les lois organiques de la vie lui apprennent que les maladies qui assiégent le corps de l'homme sont toujours le résultat de l'intempérance et d'une hygiène mal entendue. Les principes que je recommande étant compris et observés, on arrivera à tarir la source de toutes les maladies, à guérir et non à aggraver celles qui existent, même les plus rebelles (à la condition qu'il n'y ait pas d'organe lésé, et que les ressorts de la vie organique ne soient pas usés par l'âge ou par les médicaments), à avoir de beaux et vigoureux enfants, à les amener à l'âge adulte sans avoir connu la maladie, à faire circuler dans l'âge mûr la sève vive de la jeunesse en les saturant du fluide vital ; à préparer une vieillesse exempte d'infirmités ; enfin, à rendre à la durée de la vie ses limites naturelles.

L'HYGIÈNE NATURELLE

CHAPITRE PREMIER

—

Comment se perd la santé

Tout ce qui concerne l'hygiène, c'est-à-dire l'art de conserver la santé en évitant les causes capables de l'altérer, est susceptible d'être enseigné à tout le monde, il suffit pour cela qu'on s'adresse au simple bon sens en parlant un langage qui puisse être compris de chacun.

En montrant qu'il y a une hygiène que tout le monde doit connaître, ces considérations font voir que toute personne intelligente, tous les chefs de maison, mais surtout les mères de famille et ceux qui aiment à rendre service à leurs semblables, ont besoin d'un guide qui les mette en état de surveiller la santé de ceux qui leur sont confiés.

Mais comment s'expliquer l'insuccès ou l'abandon de ces ouvrages d'hygiène dont tout le monde a un si grand besoin! Cela provient de ce que les auteurs n'ont pas compris qu'il fallait éviter de se servir des termes scientifiques qui ne peuvent être compris que par ceux qui ont fait des études spéciales; le lecteur qui n'est pas initié au langage de la science sent bien vite qu'il ne saurait tout comprendre, et comme de lui-même il ne distingue pas ce qui est à sa portée, il renonce à la lecture d'un livre qui lui devient inutile. J'ai tenté de faire mieux; exercé depuis quelque temps à observer des malades de tous les degrés d'intelligence et d'instruction, j'ai ainsi appris à me faire comprendre de chacun à l'aide d'explications d'une grande simplicité.

En lisant cet ouvrage, on comprendra qu'il est le fruit de l'expérience et que j'ai compris la marche qu'il faut suivre pour inculquer dans l'esprit des masses des connaissances qu'elles considéraient comme étant au-dessus de leur portée. Après une simple lecture, chacun sera déjà en état de comprendre comment la mauvaise santé se produit, et quelles sont les choses qu'il faut savoir éviter. On verra pourquoi dans un grand nombre de maladies une hygiène bien appropriée est un moyen efficace pour amener la guérison, et le lecteur sera à même d'apprécier quels sont les aliments les plus convenables à son tempérament pour arriver à ce résultat.

Le but que je me propose est d'enseigner aux masses qui n'ont pas étudié, le moyen de conserver la santé et de guérir les maladies auxquelles elles sont sujettes.

Pour comprendre la possibilité de guérir les maladies, il est nécessaire d'avoir tout d'abord une idée de la manière dont elles se produisent, ce qui n'est possible qu'à la condition de connaître avant tout certaines particularités essentielles de l'organisation humaine.

Que le lecteur le moins instruit ne craigne pas d'étudier ce livre, il n'a rien de difficile et il aura bientôt acquis la certitude que le sang est la substance la plus importante de toute notre économie; que ce fluide est la source de la vie, de la chaleur vitale et de la force; que tout ce que notre corps renferme provient de lui, aussi bien les parties solides (les os, les dents, les cheveux) que les parties molles (la peau, la chair) et les parties liquides (la bile, la lymphe). Voici quelques observations qui ne permettront pas de douter qu'il en est bien ainsi.

Considérez un enfant qui vient de naître, jusqu'à ce moment il n'est entré dans son corps aucune espèce d'aliment solide ou liquide, et cependant il a des os, de la chair, des vaisseaux remplis de sang; en un mot, tous ses organes sont parfaitement constitués. Où se trouvaient les matériaux de cette merveilleuse construction quelques mois seulement avant sa naissance? Evidemment ils étaient dans le sein de la mère, ils ne pouvaient être que là; et c'est bien de là qu'ils proviennent.

Apres sa naissance ce jeune enfant peut vivre un an et davantage sans prendre aucune autre nourriture que le lait de sa nourrice; mais, ce lait, qu'est-ce que c'est? Ce n'est pas autre chose que le sang même de la nourrice, qui a subi dans les glandes mammères une transformation particulière en vertu de laquelle il est devenu un aliment approprié à la délicatesse des organes digestifs du jeune enfant. C'est donc encore en réalité le sang de la nourrrice qui fournit au nourrisson tous les matériaux avec lesquels son corps se développe, ses os se durcissent, etc. Admirez cette succession de phénomènes : les aliments digérés par la nourrice deviennent du sang qui va bientôt se transformer en lait, et dans le corps de l'enfant, ce lait redevient du sang au moyen duquel tous ses organes se conservent et s'accroissent! Peut-être comprendra-t-on plus aisément ce changement du sang, substance liquide, en des organes si variés et si dissemblables, si l'on considère ce qui a lieu dans un œuf qu'on voit se transformer en un oiseau sans autre intermédiaire qu'une douce chaleur.

En effet, le contenu d'un œuf est entièrement liquide, et cependant quelques jours suffisent pour que toutes les particules dont ce liquide est composé se mettent en mouvement, se rangent chacune à la place qui lui est assignée par la nature, et s'organise pour former un oiseau dont la structure n'est pas moins merveilleuse que la nôtre.

Or remarquez-le bien, la composition chimique d'un œuf est absolument la même que celle du lait et, vous venez de le voir, la composition du lait est la même que celle du sang.

Si l'aspect de ces trois choses diffère beaucoup, il n'y a aucune différence au fond ; tout dépend de l'arrangement des matériaux.

Mais est-il besoin de tant de preuves pour démontrer que le sang est le véritable soutien de la vie? Est-ce qu'il ne suffit pas d'ouvrir la veine à un animal quelconque pour le voir bientôt s'affaiblir, mourir et devenir froid ! Vous comprenez maintenant que tout ce qui forme le corps d'un enfant provient du sang maternel, non-seulement jusqu'à sa naissance, mais même jusqu'au sevrage puisque le lait n'est que du sang modifié; mais pour mieux vous édifier encore, je vais vous expliquer comment ce petit être continue à vivre et à s'accroître une fois qu'il est privé de cet aliment primitif.

Tout ce qui est en mouvement s'use. Les mécaniques les mieux faites s'usent en fonctionnant, fussent-elles en acier le plus dur. Or, est-il surprenant que la machine humaine qui est moins dure que l'acier, qui est en outre si compliquée et dans laquelle tout est sans cesse en mouvement, est-il surprenant qu'elle s'use aussi? Heureusement, la machine humaine diffère des mécaniques d'acier par une propriété bien merveilleuse, c'est que son usure se répare sans cesse, ce que l'expérience suivante fera comprendre.

Faites une marque sur l'ongle près de sa racine et observez ce qui arrivera. Vous verrez cette marque s'avancer peu à peu vers l'extrémité et y disparaître au bout d'un certain laps de temps par l'usure de l'ongle. A ce moment, la totalité de l'organe a été entièrement renouvelée. La réparation a donc été égale à l'usure.

Voici comment s'accomplit ce phénomène :

La substance destinée à former l'ongle se trouve disséminée dans la masse du sang, et à mesure que le sang circule dans les petits vaisseaux de la racine de l'ongle, il y dépose cette substance, laquelle s'organise et remplace ce qui disparaît par l'usure.

C'est de la même manière que le sang, qui passe dans la racine des cheveux, y dépose les matériaux qui les font pousser.

Ce phénomène qu'on observe si facilement dans les ongles et dans les cheveux se produit également dans toutes les autres parties du corps aussi bien dans les plus dures que dans les plus molles.

S'il était possible d'observer en détail chacune de ces parties, si petites qu'on puisse l'imaginer, on verrait, comme on le voit dans l'ongle, qu'elles s'usent continuellement et que continuellement aussi le sang leur apporte en circulant des particules neuves pour remplacer celles qui, ayant servi assez longtemps, et ayant perdu ainsi leurs qualités, doivent être rejetées du corps parce qu'elles ne sauraient y demeurer sans devenir nuisibles.

Que l'on suppose la quantité de matériaux neufs déposés par le sang dans tous les points de l'économie plus grande que celle des parties usées dans le même temps, et l'on comprendra pourquoi l'enfant grandit. Qu'il y ait équilibre entre la dépense et l'acquisition, le corps conservera son volume. Si la maigreur et le dépérissement se produisent, on est certain que les particules réparatrices sont insuffisantes pour compenser l'usure. Ceci fait voir que la richesse du sang n'est pas inépuisable; en effet, il ne saurait continuer à fournir aux os de la matière osseuse, aux muscles de la matière charnue, aux nerfs de la matière nerveuse, etc., s'il n'avait pas le moyen de réparer ces pertes, en puisant quelque part des substances semblables à celles qu'il a déposées dans les organes, et cela en quantité équivalente.

Ceci amène à parler des aliments et de la digestion.

On appelle aliment toute substance solide ou liquide susceptible d'être employée comme nourriture. C'est dans les aliments que sont renfermées les substances qui doivent conserver la richesse du sang. Mais, comme ces substances utiles sont combinées avec des parties inutiles, il est indispensable que les aliments soient digérés.

La digestion s'accomplit dans l'estomac et dans les intestins ; et elle consiste en une décomposition particulière des aliments en vertu de laquelle tout ce qui est semblable aux matériaux du sang devient liquide, et se sépare de la portion inutile.

C'est donc dans les organes digestifs que le sang va puiser ces matériaux que sans cesse il porte jusqu'à la racine des ongles et des cheveux.

On doit comprendre maintenant la nécessité où nous sommes de manger plusieurs fois par jour.

Ce qui précède démontre que tous les matériaux destinés à former nos organes, se trouvent réunis dans le sang, et l'on comprend pourquoi il est si important que ce fluide soit toujours pur pour que les organes soient sains et bien constitués. Il est clair que si le sang ne contenait pas en quantité suffisante ou en qualité convenable, les parties destinées, par exemple, à former les os, ceux-ci n'auraient ni la force ni la consistance requises et qu'ils pourraient se courber, se déformer comme chez les bossus ou les bancals, ou bien devenir malades, cariés comme chez les scrofuleux.

Il reste à expliquer comment les parties usées et par cela même devenues nuisibles, sortent du corps, pour faire place aux parties neuves. On comprendra cela sans peine, si l'on observe que les enfants nouveau-nés ont toujours la vessie pleine d'urine et les intestins garnis de matières fécales qui ne sont pas le résultat des aliments, puisqu'ils n'en ont pas encore pris, et que leur peau est recouverte d'une crasse très épaisse;

Que certains malades qui ne mangent pas du tout, rendent des matières fécales comme dans l'état de santé, mais seulement en moindre quantité;

Que la transpiration insensible et la sueur abandonnent toujours sur notre peau une crasse particulière.

Que l'urine et la bile sont toujours chargées d'une grande variété de principes qu'elles entraînent au dehors.

Il faut remarquer aussi les différentes odeurs qui accompagnent la sueur des pieds, de la tête, etc.

D'où proviennent toutes ces matières sortant

naturellement du corps par toutes les voies et sous toutes les formes par les fonctions vitales?

Avant de sortir du corps sous les apparences diverses qu'elles présentent, ces matières faisaient partie de nos organes.

Toutes ces choses s'expliqueront d'elles-mêmes, si l'on compare le sang à un pourvoyeur qui serait chargé de porter dans tous les coins de l'économie les matériaux de réparation, provenant de la digestion des aliments, mais qui aurait aussi pour mission de rapporter tous les principes usés ou nuisibles et de les rejeter au dehors.

Qu'on n'oublie pas que le sang pur est constamment chargé de principes utiles, neufs, qui doivent servir à leur tour, et de principes usés ayant fini leur service et qui n'ont plus qu'à sortir du corps.

Mais, ces principes n'ayant pas les mêmes propriétés ne peuvent sortir tous par la même voie : c'est pourquoi les choses sont disposées de manière que chaque espèce de résidu soit séparée par un organe particulier.

C'est ainsi que certaines de ces substances sont déposées dans les intestins, d'autres dans la vessie, d'autres dans le foie pour former la bile.

Tout ce qui vient d'être dit démontre que ce qui constitue le corps humain provient du sang ;

Que toutes les parties du corps se renouvellent sans cesse par suite de l'usure naturelle ;

Que le sang rejette au dehors les parties usées en les déposant dans les intestins, dans la vessie et à la peau ;

Que le sang remplace les parties usées par de la substance neuve ;

Que les aliments digérés sont la source où le

sang s'approvisionne de matériaux qu'il distribue aux organes.

On doit comprendre maintenant toute l'importance du sang et concevoir sans peine qu'un liquide remplissant des fonctions si nombreuses et si diverses doit être extrêmement compliqué dans sa composition.

Il résulte donc de cette complication que le sang est aussi excessivement délicat, facile à s'altérer et à se décomposer.

Si l'on examine du sang nouvellement répandu, on s'aperçoit qu'en peu de temps son apparence change ; il se décompose et finit par devenir un foyer de putréfaction. Il est donc certain que le sang peut se décomposer par lui-même.

Ainsi donc, toutes les fois que la circulation est plus ou moins entravée cette décomposition du sang ne manque pas de se produire plus ou moins promptement.

L'eau croupissante se putréfie ; il en est de même du sang, qui ne peut rester pur qu'à la condition de circuler toujours.

S'il y a une portion du sang qui ne circule pas, elle se gâte et demeure mélangée avec la masse qui perd une partie de sa vitalité.

Que l'on suppose qu'une partie du résidu vital qui doit sortir par la peau soit retenue dans la masse du sang, que la sueur fétide des pieds soit arrêtée par une cause quelconque, il est bien évident que le sang va se trouver encombré de la matière nuisible qui sortait ainsi, et qu'il ne sera plus aussi pur qu'auparavant.

Ce qui arrive aux pieds peut arriver dans toutes les parties du corps d'une manière plus ou moins prononcée, selon la force et la durée de l'influence de la cause déterminante. Si des causes analogues produisent le même effet sur le foie, sur les bronches, sur le tube intestinal, etc., elles s'opposeront au passage d'autres portions du résidu vital qui doit sortir par ces diverses voies. Et il est facile de comprendre qu'il y a là une grande source de l'altération du sang. Il ne faut pas oublier que la richese du sang est entretenue par les aliments. Mais les aliments ne sont pas toujours irréprochables. S'il n'y en a pas assez, ou s'ils sont de mauvaise nature, le sang ne trouvera pas dans les organes digestifs tout ce qu'il a besoin d'y rencontrer. Voilà une nouvelle cause d'appauvrissement du sang.

Si cette mauvaise alimentation est continuée pendant un certain temps, il arrive que la masse du sang reproduite ainsi par de mauvais aliments n'a plus que de mauvais matériaux à fournir pour la réparation de nos organes, lesquels à leur tour perdent peu à peu leur solidité.

Les excès de quelque genre qu'ils soient, sont aussi une source d'appauvrissement du sang et voici comment : l'usure des organes est d'autant plus rapide qu'ils sont soumis à un exercice plus actif. Si cet exercice va jusqu'à l'excès, le sang est obligé de fournir des éléments réparateurs en si grande quantité, que les organes digestifs ne peuvent suffire à les remplacer, quelle que soit la quantité ou la qualité des aliments.

Il peut arriver que l'estomac fonctionne mal, et que de bons aliments mal digérés ne puissent fournir au sang des principes de bonnes qualité. Lorsqu'on prend des aliments ou des boissons en excès, la surcharge de l'estomac ne lui permet pas d'opérer une digestion régulière.

Il y a de nombreuses causes de l'altération du sang. Des substances malsaines ou vénéneuses sont susceptibles de pénétrer dans l'estomac, et de là dans le sang, peu à peu, sans qu'on s'en aperçoive, soit avec les aliments soit dans des boissons falsifiées.

Il est donc essentiel de ne faire usage que d'aliments de bonne qualité.

Il y a même des substances malsaines qui peuvent arriver dans le sang et le vicier en pénétrant par les pores de la peau.

Mais les poisons qui agissent le plus fréquemment sur notre sang sont les miasmes, poisons invisibles et gazeux qui se développent dans les lieux insalubres, tels que les marécages, les habitations humides privées d'air et de lumière, les lieux encombrés de malades, tels que les hôpitaux, les ambulances, etc.; mélangés avec l'air, ces miasmes vénéneux s'introduisent dans le sang par les voies respiratoires. Qui ne connaît l'influence pernicieuse du mauvais air pour détruire la santé quelquefois très rapidement!

Il faut encore ajouter les causes morales; l'ennui, le chagrin prolongés font perdre la santé en appauvrissant peu à peu le sang.

On pourrait ajouter à ce chapitre bien d'autres causes morales, mais je me borne à ces détails. Je laisse à la sagacité de chacun de les apprécier. Je crois devoir parler aussi des humeurs. Si par quelque procédé on extrayait tout ce qui est liquide dans le corps d'un homme, on verrait que le poids des liquides l'emporte de beaucoup sur le poids des matières solides. Les liquides naturels ou humeurs jouent donc un rôle très important dans notre économie. Il y a plusieurs espèces d'humeurs naturelles, dont les principales sont le sang, la lymphe.

La lymphe est un liquide blanc, qui a toutes les propriétés du sang, sauf la couleur. La lymphe se produit dans toutes les parties du corps. Elle circule dans les vaisseaux lymphatiques qui la conduisent vers le cœur où elle se mélange avec le sang qu'elle contribue à former.

La lymphe est plus abondante chez certaines personnes que chez d'autres; dans ce cas, les vaisseaux lymphatiques sont plus développés, et il en résulte une certaine pâleur, une certaine mollesse des tissus, qu'on observe surtout chez les enfants et chez les femmes. On dit alors que le tempérament est lymphatique; mais il est bon d'observer que ce terme n'implique pas l'idée de maladie. On peut avoir le tempérament lymphatique et jouir d'une parfaite santé. C'est seulement lorsque la lymphe est altérée, que les maladies dites lymphatiques peuvent se produire; il est évident que la lymphe ne peut être viciée sans que le sang le soit aussi.

C'est le sang qui est la source des bonnes humeurs, aussi bien que toutes les autres parties de notre constitution.

Les bonnes humeurs remplissent leurs fonctions sans aucun autre secours que celui d'une bonne hygiène.

En général, on désigne sous le nom humeurs. toute substance nuisible existant dans notre corps.

soit qu'elle provienne de l'altération du sang ou d'une autre bonne humeur.

Les glaires sont aussi des humeurs. On les appelle mucus, humeurs naturelles dont la fonction consiste à entretenir la souplesse de la membrane qui tapisse la bouche, l'estomac et les intestins, l'intérieur des bronches, de l'oreille, de la vessie, de l'utérus, etc.

Lorsque les parties du sang destinées à former cette substance onctueuse sont mauvaises ou en excès elle se trouve produite mauvaise aussi ou surabondante. Alors elle constitue ce qu'on appelle glaires. Cette humeur est extrêmement commune; aussi est-elle bien connue de tout le monde. Ce sont les glaires qui prédominent dans les rhumes, dans la bronchite, la coqueluche, la poitrine grasse. On les voit souvent prendre leur cours par le nez, par les oreilles, par la vessie. Elles constituent encore bon nombre de ces écoulements qu'on appelle fleurs blanches. On emploie habituellement le mot catarrhe pour désigner les maladies caractérisées par un écoulement continuel d'humeurs glaireuses ; c'est ainsi qu'on dit catarrhe bronchique, nasal, intestinal, utérin, de la vessie, de l'oreille, selon la partie sur laquelle le sang dépose les glaires. Quelquefois cette humeur est presque claire comme de l'eau de gomme, d'autres fois, elle est épaisse, collante et difficile à expulser.

La pituite est une humeur assez compliquée. Elle se compose de plusieurs des liquides qui se produisent naturellement dans l'estomac pour servir à la digestion, lorsque ces liquides ne sont pas bien élaborés; cette mauvaise élaboration provient de ce que le sang ne renferme pas en quantité ou en qualité convenable les matériaux qui doivent servir à la préparation de ces liquides digestifs, lesquels étant de mauvaise nature, fatiguent l'estomac et l'irritent quelquefois assez profondément pour y déterminer une sensation très pénible ; cette sensation se dissipe aussitôt que l'organe a pu se débarrasser de l'humeur en la faisant monter jusque dans la bouche.

La bile (la mauvaise bien entendu) est l'humeur la plus connue de tout le monde. Sa couleur jaune ou verte, sa saveur amère la font facilement reconnaître par les moins exercés. Elle se produit quelquefois avec une si grande abondance qu'on en rend par le haut et par le bas comme par un vrai débordement; néanmoins, la quantité de cette humeur paraît souvent plus considérable qu'elle ne l'est en réalité, parce que se mélangeant avec toutes les matières qu'elle rencontre elle leur communique sa couleur et son goût amer. C'est surtout dans les pays chauds que la bile se produit plus abondamment.

Sous le nom de bile on confond toute humeur sortant par les voies digestives quand elles ne sont pas glaireuses; mais cette confusion ne présente aucun inconvénient; l'important, c'est que ces mauvaises matières ne demeurent pas dans le corps où elles remplissent le rôle de poison véritable ce qu'on s'explique en considérant leur intolérable fétidité.

Il y a aussi des humeurs volatiles et gazeuses qui sortent par les poumons et constituent les diverses sortes de mauvaise haleine, ou par la peau en donnant une odeur particulière à divers parties du corps.

Il y a encore d'autres humeurs, telles que les humeurs cancéreuses, tuberculeuses, séreuses, scrofuleuses, du pus, de la sanie, etc.

Lorsque les humeurs s'amassent dans un organe, ses fonctions sont troublées plus ou moins, et de là résultent des symptômes variables qui permettent de donner un nom particulier à la maladie.

L'effet du dépôt des humeurs est extrêmement variable selon l'espèce d'humeur, selon la quantité, selon le rôle et la sensibilité des organes et enfin selon la rapidité avec laquelle le dépôt se produit. C'est ainsi qu'on se rend compte de la production des enflures, des inflammations, des dépôts, des engorgements, des glandes, des tumeurs, etc.

Il y a encore une catégorie importante de maladies dont la production et la persistance sont très faciles à comprendre, telles que les fistules, les ulcères, les plaies suppurantes, les affections dartreuses, les catarrhes pulmonaires ou autres.

Il est très facile de comprendre que ces affections sont produites par des humeurs qui sortent du corps. S'il sort des humeurs, c'est parce qu'elles existent à l'intérieur. Il en sort plus ou moins selon que le sang en renferme plus ou moins. On s'expliquera la persistance de ces sortes de maladies si l'on considère que le sang a une tendance naturelle à se débarrasser de tout ce qui le trouble. Partout où il peut déposer des humeurs il le fait.

Et comme les parties les plus faibles sont toujours disposées à subir cet envahissement du mal, il est tout naturel que les humeurs sortent par une voie qu'elles trouvent toute ouverte.

Ceux qui ont de ces sortes de maladies, caractérisées par une sortie continuelle d'humeur, s'en chagrinent beaucoup, mais c'est à tort, car ils devraient s'estimer heureux comparativement au sort de ces malheureux qui ont la peau la plus nette, mais qui succombent à une tumeur de foie, à une hydropisie, à une paralysie, etc.

Les humeurs n'occasionnent pas toujours de la souffrance. Certaines tumeurs volumineuses ne causent souvent aucune douleur, tandis que des souffrances excessives se font ressentir dans des parties où aucune augmentation de volume n'annonce la présence d'humeurs ; ce qui prouve que l'intensité de la douleur n'est pas en rapport avec la quantité d'humeurs, mais plutôt avec leur qualité plus ou moins corrosive et avec la sensibilité naturelle des parties attaquées.

Dans ce qui précède, je crois avoir fait suffisamment comprendre comment la santé se perd, et comment les maladies se produisent. Il reste maintenant à s'expliquer comment il faut s'y prendre pour les guérir. C'est par des exemples à la portée de tout le monde que je tâcherai d'expliquer les moyens de guérison que le langage scientifique rend inintelligible à ceux qui n'ont pas fait des études spéciales.

Il faut que le lecteur puisse comprendre que les moyens que j'exposerai plus loin sont les meilleurs, et qu'ils sont l'imitation de ceux que la nature elle-même emploie pour rétablir la santé. On a dû remarquer qu'il arrive souvent que tout le mérite de la guérison revient de droit à la nature. Ne voit-on pas tous les jours des malades s'en tenir au repos et à des infusions insignifiantes et recouvrer promptement la santé, preuve évidente qu'il faut laisser la nature libre d'agir? La rougeole, la scarlatine, la petite vérole, l'érysipèle et bien d'autres affections se guérissent par le repos et des boissons chaudes qui aident

4

au sang à chasser l'humeur à la peau. Il est évident que l'éruption est la cause de la guérison et que le danger se produit aussitôt que cette éruption rentre par suite d'un refroidissement ou lorsqu'elle ne se fait pas régulièrement. Il ne faut pas faire de grands efforts pour comprendre que cette éruption est indispensable pour débarrasser le sang des humeurs viciées qui causaient la fièvre par la fermentation de la masse du sang. Tout danger cesse aussitôt que l'humeur s'est fait jour à la peau sous forme de milliers de boutons, de taches, de plaques, de croûtes ou de farine.

Chacun a pu remarquer ces boutons de fièvre survenant autour de la bouche et du nez, après une indisposition de quelques jours. Si la fièvre et la courbature ont disparu après cette petite éruption, n'est-ce pas la preuve que la matière contenue dans ces boutons en était la cause?

Il y a aussi une multitude de cas dans lesquels la nature nous guérit sans que des humeurs sortent par la peau, c'est qu'alors elles sortent par une autre voie ; c'est ce qui explique ces débordements de bile suivis d'un si grand soulagement. Combien ne voit-on pas de personnes souffrantes pendant quelques jours de douleurs dans les membres et dans les reins, de perte d'appétit, de fièvre, qui se trouvent guéries après avoir éprouvé quelques coliques suivies d'évacuations glaireuses ou bilieuses, et cela sans avoir fait aucun traitement. Ces faits démontrent que la nature nous débarrasse aussi des humeurs par la voie des vomissements ou par des évacuations intestinales.

On voit aussi des indispositions du même genre terminer sans éruption ni diarrhée, les humeurs prenant leur cours par les urines, qui alors se chargent d'un dépôt inaccoutumé, ou par les sueurs.

Les abcès, les fistules, les plaies suppurantes sont aussi des moyens employés par la nature pour faire sortir du corps des humeurs qui seraient bien plus dangereuses en s'amassant dans les organes intérieurs.

On voit d'après ce qui précède que la nature guérit souvent nos maladies, et que lorsqu'elle y parvient c'est toujours en faisant sortir par un moyen quelconque les humeurs qui en étaient la cause. Pour que la santé se rétablisse, il faut de toute nécessité que la cause du mal sorte du corps, n'importe par quels moyens.

J'ai dit plus haut qu'une hygiène bien appropriée est un moyen efficace pour nous entretenir en bonne santé et nous guérir de nos maladies. Une bonne hygiène consiste dans une vie régulière, la sobriété, dans les aliments sains et appropriés à nos différents tempéraments; pour qu'il en soit ainsi, il faut être à même de connaitre la qualité des aliments dont nous faisons usage. Mais personne n'ignore qu'aujourd'hui il est difficile de se procurer les substances alimentaires à l'état de nature; il y en a bien peu qui ne soient travaillées ou falsifiées, soit pour satisfaire au goût et aux habitudes du public, ou à la cupidité de certains industriels.

Je crois sous ce rapport utile de donner quelques explications sur la manière de juger des aliments les plus convenables pour nous maintenir en bonne santé.

Il est donc indispensable d'en faire un examen des plus rigoureux.

CHAPITRE II

—

SUBSTANCES ALIMENTAIRES

—

Le Pain

Le pain fabriqué par les boulangers nourrit peu ; les farines qu'ils emploient sont détériorées par la mouture comme elle se pratique de nos jours. Pour satisfaire aux exigences du commerce on retire trois sortes de farines du même blé. La première n'est que de l'amidon ou peu s'en faut; c'est celle avec laquelle on fabrique le pain de première qualité. Tous les chimistes et les économistes ont reconnu que ce pain contient peu de substances nutritives parce qu'il manque du gluten et du périsperme du blé, qui sont indispensables pour remplir les conditions d'un aliment fortifiant.

Si l'on mangeait ce pain seul en ne buvant que de l'eau, on mourrait dans peu de temps ; c'est pourquoi ceux qui en font exclusivement usage sont toujours constipés, ce pain manquant des substances indispensables à une bonne digestion. S'il y a de pauvres gens qui, ne mangeant que du pain et ne buvant que de l'eau, se portent bien et vivent très âgés, c'est que le pain qu'ils mangent est préparé avec du blé moulu une seule fois, et bluté au nº 20 ou 25 ; le pain fabriqué avec cette farine est très nourrissant et très rafraîchissant, parce qu'il contient l'amidon, le gluten et le périsperme du blé, et que, par ce genre de mouture, le gluten n'est point détérioré par la meule, n'ayant subi sa pression qu'une fois. J'engage les personnes qui le peuvent à faire ainsi préparer leur farine, et à confectionner elles-mêmes leur pain, comme cela se pratique habituellement dans les campagnes. Ce pain est très économique et très salutaire à la santé ; mais, contrairement à ces principes d'hygiène et d'économie, pour satisfaire aux habitudes des habitants des villes, qui tiennent plus à la blancheur et à la légèreté du pain qu'à la qualité, les meuniers sont obligés de diviser les farines en trois parties. Les trois qualités de pain préparé avec chacune de ces farines ne fait que tromper l'estomac. La première qualité est insipide, les deuxième et troisième sont désagréables au goût et indigestes, parce que les farines que l'on emploie pour les préparer sont le produit de remoutures mélangées de criblures contenant toutes sortes de zizanies et de poussière, etc. En outre, ces sortes de farines sont manipulées par les boulangers de manière à leur faire absorber beaucoup d'eau, afin d'augmenter le poids du pain. Pour le faire renfler et lui donner de la blancheur, ils ajoutent à la pâte du sulfate de cuivre, de l'alun, du sulfate de soude, etc. Ces sels sont très nuisibles à la santé. Les gâteaux, les brioches en contiennent aussi une assez forte dose, c'est pourquoi les enfants qui en mangent perdent leur santé. Il est à désirer, dans l'intérêt public, que les municipalités établissent des boulangeries, tant sous le rapport du prix que sous celui de la qualité du pain.

Le Café

Il y a des familles qui font exclusivement leurs déjeuners avec du café ou du chocolat au lait; ce genre d'aliment convient peu aux enfants et encore moins aux adultes, qui ont besoin d'une nourriture confortable et non de stimulants.

Le café n'est point un aliment. Pris sans excès, il stimule le cerveau, active la contractilité de l'estomac; mais ce poison lent ne saurait plus être considéré comme inoffensif quand on en abuse.

Le café au lait est devenu depuis longtemps un point de mire des incriminations des hygiénistes, qui l'accusent de beaucoup de méfaits, comme cause d'affaiblissement et de dégénéressence de notre espèce, surtout chez la femme, dont il surexcite le système nerveux, en altérant la lymphe; ce qui détermine chez les unes les maladies nerveuses, chez d'autres les fleurs blanches, suivant que les tempéraments sont lymphatiques ou nerveux.

Voici ce que les détracteurs du café au lait lui reprochent :

Un liquide louche, préparé avec du café plus que suspect, mélangé de chicorée plus suspecte encore, et étendu par du lait équivoque. Nul doute que cette boisson ne constitue un déjeuner mauvais au point de vue hygiénique. Il est peu de substances que la fraude n'ait tourmentées avec plus d'impudeur; on peut en juger par ce qui suit :

Des grains altérés par l'humidité, et ayant subi

par l'augmentation du poids et la perte de l'arôme une double cause de dépréciation. Du café artificiel préparé de toutes pièces avec de l'argile habilement colorée.

Des grains fabriqués avec un mélange de farines de maïs, de seigle, d'orge et quelques centièmes de vrai café torréfié, pétris ensemble, moulés et séchés.

Du café torréfié et moulu dans lequel, indépendamment de la chicorée, on ajoute de la sciure d'acajou, de la brique pilée, du foie de cheval séché et pulvérisé, de l'ocre rouge, etc.; telles sont les adultérations possibles du café.

Le consommateur ne doit jamais acheter que du café en grains, l'examiner d'une manière attentive et se méfier de ces mélanges de poudres qui défient souvent l'œil le plus exercé.

Que ceux qui ne peuvent se passer de café ne s'endorment pas, qu'ils veillent attentivement à la bonne qualité de leur aliment favori, qu'ils veillent surtout à ne pas en abuser et à ne pas se créer une servitude telle qu'ils ne puissent s'en abstenir à l'occasion, sans voir leur pensée languir, et sans tomber sous les étreintes de la migraine. En résumé, les personnes qui ont le courage de la sobriété feront bien de s'en abstenir autant que possible, elles auront une grande suggestion de moins et leur santé s'en trouvera mieux.

Le Chocolat.

L'analyse a constaté dans la semence du cacao les principes suivants :

Matière grasse ou beurre, substances azotées, caféine, amidon, arôme.

Le beurre y entre pour des proportions qui dépassent quelquefois la moitié du poids de la graine. Le cacao maragnan a fourni jusqu'à 54 pour cent de beurre ; mais la richesse buthyrique du cacao n'est pas la mesure de sa valeur, puisque le caraque contient toujours moins de beurre que le maragnan ; mais celui-ci a une saveur plus forte qui le fait rechercher pour les mélanges.

Le chocolat n'est autre chose qu'un mélange de semences de cacao torréfiées et pulvérisées, de sucre et d'un aromate qui est habituellement la vanille ou la canelle, quelquefois l'ambre. On comprend que la falsification peut se donner carrière ici ; elle ne s'en fait pas faute, et elle transforme trop souvent cet aliment en une drogue dispendieuse et malsaine.

Le beurre de cacao ayant une valeur commerciale qui excède à poids égal celle du cacao, on ne manque pas de dégraisser cette substance, c'est-à-dire de lui enlever la moitié de son beurre;

cette manipulation du cacao ouvre la porte à une fraude qui consiste à remplacer le beurre par des huiles, des graisses de cheval ou autres qui rancissent promptement et le détériore. Au reste, ce n'est là qu'une des altérations dont le chocolat est l'objet.

Du chocolat dans lequel le cacao est remplacé en tout ou en partie par des amandes ou des arachides grillées, ou qui est tout au moins mélangé de débris de coques finement pulvérisées, quelquefois aussi de tourteaux de graines oléagineuses, de suif de veau, de graisse de cheval au lieu de beurre de cacao. L'addition de farine de maïs, de fécule de pommes de terre, de dextrine, de briques pilées, d'ocre rouge etc., sont des échantillons de cet art coupable qui empoisonne les sources de l'alimentation publique et qui a fait du chocolat l'un des aliments les plus nuisibles à la santé.

Le chocolat de bonne qualité se reconnaît à son

odeur aromatique, agréable, dépourvue de toute rancidité; l'aspect mamelonné et la couleur gris-brunâtre de la cassure; la dureté du grain et son homogénéité ; le défaut d'épaississement par la cuisson et l'absence au fond de la tasse d'un résidu grumeleux.

La digestibilité du chocolat est diversement jugée; les uns l'affirment, les autres la nient. Cela vient peut-être de ce que ni les chocolats ni les estomacs ne se ressemblent. Un bon chocolat préparé à l'eau et convenablement aromatisé est en général de facile digestion ; mais il n'en est pas de même du chocolat au lait ; il est reconnu qu'il est très indigeste; il n'est personne qui n'en ait constaté l'effet par soi-même, il s'explique du reste.

Le chocolat est un aliment gras ; le beurre du lait s'ajoutant à celui du cacao, il arrive que ce surcroît de graisse détermine une révolte de l'estomac. Pour ces motifs, les tempéraments délicats devront s'en abstenir.

Le Thé.

Les thés vert, hyson, poudre à canon, impérial, sont beaucoup plus stimulants que le thé noir dont les meilleures variétés sont les thés Pékoé, Orange, Souchong, etc., ils produisent à un degré plus marqué l'insommie et un état d'irritation nerveuse plus prononcée que les thés noirs. Leur usage, tolérable à la rigueur pour les gens mous, replets, lymphatiques, doit être formellement interdit aux personnes maigres, irritables et nerveuses. L'analyse a fait connaître que le thé contient de l'essence, du tannin et de la théine.

La théine est une substance excitante et toxique.

Les expériences faites sur des grenouilles, des poissons, des chats qui ont été empoisonnés par la théine démontrent suffisamment que le thé est lui aussi un poison lent.

Le thé vient de loin, il a une valeur commerciale considérable, c'est dire qu'il est le point de mire des falsificateurs. Les thés qui ont subi l'infusion sont colorés à l'aide de substances diverses telles que : bleu de Prusse mélangé de chromate de plomb et saupoudré de sulfate de chaux pulvérulent ou bien de graphite, etc...

Toutes ces drogues entrent frauduleusement dans les infusions du thé au grand préjudice de la santé des consommateurs. Les thés verts sont beaucoup plus habituellement frelatés que les thés noirs, et c'est une raison pour donner la préférence à ces derniers.

La valeur du thé, comme aliment, est très contestée. Les vingt grammes qui entrent dans la préparation d'un litre de cette infusion, ne lui cèdent que des proportions très minimes de matériaux utiles, et il agit plutôt à titre de condiment, c'est-à-dire de substance stimulant l'estomac et exaltant ses aptitudes digestives, qu'à titre d'aliment. Proprement dit, le thé est un déjeuner économique; mais est-ce un déjeuner parfaitement salubre? Les hygiénistes ne le pensent pas; outre que ce déjeuner est insuffisant comme aliment, il a tous les inconvénients des déjeuners liquides qui amènent à la longue ces maladies particulières à l'estomac, que les médecins désignent sous le nom de dyspepsie des boissons, plus connue sous le nom de gastrite.

Cette boisson détermine les maladies nerveuses et est un des motifs de la dégénerescence de notre espèce. L'amaigrissement, un tremblement habituel, un état particulier de surexcitation nerveuse, sont les griefs sérieux qui peuvent être articulés contre l'usage du thé. Quant au dérangement d'estomac, il se produit aussi chez les personnes qui ont l'habitude de s'ingurgiter des infusions de toutes espèces, violettes, fleurs de sureau, mauves, eau sucrée, tilleul, etc. Les liquides pris en excès finissent toujours par déterminer les maladies d'estomac.

Le Vin

Le vin est la plus fortifiante de toutes les boissons fermentées; par son usage journalier, et pris avec modération, il nous maintient en bonne santé; mais il doit être consommé à l'état naturel, sans être falsifié, ni préparé dans le but de le rendre plus agréable au goût. Un vin de table d'un usage habituel ne doit pas être trop vieux. Les vins de Bourgogne, de Bordeaux, du Mâconnais ordinaires et d'autres de bonne qualité d'un an si la récolte a été bonne, de deux ans s'ils sont verts, suivant les années. Ces vins sont rafraîchissants et fortifiants parce qu'ils contiennent la quantité de tartre nécessaire au rafraîchissement de l'estomac et à une bonne digestion.

Les vins vieux, de quelque provenance qu'ils soient, ne doivent être consommés que comme vins d'extra ; contenant peu de tartre, ils sont échauffants et irritants, provoquent la constipation, l'irritation nerveuse, les maux de tête et la paralysie ; il est bien entendu que les vins de Champagne, comme tous les vins travaillés et fabriqués, doivent être exclus de la table de toute personne qui veut conserver sa santé ; on peut s'en permettre quelque extra, mais bien plus rarement encore que des vins vieux.

Il est bien difficile à ceux qui ne récoltent pas de vin de s'en procurer à l'état de nature. Nous sommes si routiniers (ou ignorants), que nous voulons du vin qui flatte notre palais. Celui qui ne travaille pas son vin le vend difficilement. Les vignerons ne sont pas aussi heureux que les marchands de vin.

Les années ne se ressemblent pas, souvent le

vin qu'ils récoltent n'est pas agréable au goût, et les buveurs n'en veulent pas.

Le marchand de vin est plus heureux, sa récolte est toujours de bonne qualité et son vin toujours vieux; il a des vignes dans toutes les contrées du monde; aussi il peut vous fournir du vin de la qualité que vous désirez (même du Cap). Par le moyen de cette sublime industrie, nous sommes assurés, quelque mauvaise récolte que l'on fasse, de ne boire que du vieux vin.

J'ai vu des ouvriers revenir de chez le marchand de vin et avoir la langue noire comme du charbon; jugez du vin qu'ils avaient bu. Sur l'observation que je leur en fis, ils allèrent se regarder à la glace; ils en furent si effrayés, qu'ils restèrent quelques jours sans y aller; mais l'habitude a tant de puissance. . . . . . .

Et vous qui avez le moyen d'acheter du vin en

cercle ; quand un honnête vigneron vous en vend de pur, vous dites qu'il vous a trompé, qu'il n'est pas aussi agréable à boire que celui que vous livre votre marchand, et qu'il est plus cher. Quand serons-nous sérieux ? Quand préférerons-nous la santé à notre bon plaisir ? Je ne sais; je crois qu'il se passera encore longtemps avant, pour beaucoup de gens tout au moins.

De l'Alcool

Les liqueurs fortes sont le cognac, l'eau-de-vie de vin, de lie, de gêne (ou grappe de raisin), l'eau-de-vie de grains, de pommes de terre, de mélasse, le kirsch (ou eau-de-vie de cerises), le rhum, le tafia, etc... Tous ces spiritueux sont transformés en poison par la falsification; ils suffiraient à eux seuls pour détruire notre santé.

Toutes ces liqueurs sont les pourvoyeurs des médecins et les commis-voyageurs des apothicaires. Le vrai cognac est si rare, que l'on peut dire que c'est un mythe. Que de millions de buveurs de cognac sont morts sans en avoir jamais bu du vrai; et que d'années ils auraient vécu de plus s'ils ne s'étaient dédommagés sur le factice à défaut du vrai! Le vrai cognac est comme le vrai vin, on n'a plus besoin de lui. L'industrie sait pourvoir à tout; ne croyez pas que ces honnêtes industriels ont besoin de bon alcool pour préparer du cognac de première qualité. Les alcools de grains, de pommes de terre leur suffisent; ils les mélangent avec une suffisante quantité d'eau pour les amener à bas titre, ils les colorent avec du caramel et y ajoutent du piment, du poivre, du gingembre, de l'alun, un peu d'acide sulfurique (vitriol). Pour réveiller le palais et l'estomac des buveurs blasés, on y ajoute aussi des bouchons de liége moisi pour lui donner ce goût détestable que les amateurs aiment tant à savourer dans le soi-disant vieux bordeaux et vieux bourgogne, et l'on boit par millions d'hectolitres de cette drogue infâme.

Il se consomme à Paris 150,000 hectolitres d'alcool, en Amérique 600 millions de litres, en Angleterre, 180 millions de litres ; à Manchester il se dépense annuellement pour 25 millions de francs en liqueurs fortes, pour 30 millions de francs à Glascow, et pour 75 millions de francs à Londres. En Suède, la consommation atteint 200 millions de litres, soit cent litres par personne. Cet abus des liqueurs alcooliques a déjà amené une grande dégénérescence de la race suédoise, autrefois si vaillante et si robuste. En France, à Amiens, il s'y consomme 80,000 verres d'eau-de-vie par jour 1,460,000 fr. par an prélevés par l'alcool sur le salaire des ouvriers d'une seule ville. En Belgique, il se boit annuellement 35,583,000 litres de genièvre à 50 degrés. Le nombre des maladies engendrées ou aggravées par ce poison est immense de toutes parts, et l'espèce humaine est gravement compromise par l'affaiblissement de la fécondité, la transmission héréditaire à l'ivrognerie, la dégradation des formes, la diminution de la vigueur, l'accroissement des ravages de la scrofule, de la phthisie et l'élévation du chiffre des aliénés.

Je ne dirai rien de l'absinthe, les effets de ce poison violent sont assez démontrés pour que les hommes sensés s'en abstiennent.

Le vrai cognac, l'eau-de-vie de bonne qualité, le rhum sont les seules liqueurs dont on puisse se permettre l'usage accidentellement comme médicament ; mais il faut être sûr qu'ils ne sont point falsifiés.

Les spiritueux, quoique de bonne qualité, ne doivent être pris qu'à très petites doses, comme tonique, pour relever la fadeur de la bouche, donner de la chaleur à l'estomac et stimuler la circulation du sang.

L'usage modéré des spiritueux est indispensable aux tempéraments faibles, s'ils sont pris à très petites doses, de temps en temps, pour réchauffer l'estomac et faciliter la digestion. Les spiritueux n'ont pas besoin d'être digérés ; ils passent de suite à la circulation, coagulent les glaires, vivifient le sang et entretiennent la chaleur du corps ; mais s'ils sont falsifiés, abstenez-vous en d'une manière absolue. Ces sortes de drogues sont toujours funestes à ceux qui en font usage. Elles causent l'inflammation de l'estomac, attaquent les bronches et amènent la phthisie.

La Bière

La bière est une boisson qui ne convient pas aux tempéraments nerveux ; par son usage, ils ne tardent pas à éprouver des gonflements d'estomac et à ressentir des douleurs au pylore. L'effet est moins sensible chez les tempéraments sanguins, replets; leur estomac étant peu irritable s'accommode de tout ; il décompose promptement les aliments, et leur corps les absorbe comme une éponge, leurs nerfs sont toujours d'un calme absolu. Chez ces tempéraments, l'usage de la bière contribue beaucoup à l'apoplexie à laquelle ils sont déjà prédisposés, en aidant à l'obésité et à l'épaississement du sang, ce qui les tue plus ou moins promptement.

Cette boisson est tout au plus supportable pour ceux qui sont nés dans le pays où le tempérament y est habitué dès l'enfance ; malgré cela, ils ont le cerveau mou, sont lourds, et ont l'esprit peu subtil. Cependant, leur bière est bien différente de celle débitée dans nos contrées ; elle est préparée tout simplement avec l'orge et le houblon ; elle est légère et facile à digérer.

Dans nos contrées l'exigence des consommateurs veut que la bière mousse, qu'elle soit forte, qu'elle enivre, qu'elle soit colorée et onctueuse. Pour satisfaire à toutes ces conditions, on y ajoute du caramel pour la colorer, du sulfate de fer pour la faire mousser, des narcotiques pour enivrer, de la gélatine ou des pieds de veau pour la rendre onctueuse. Il y a des brasseurs qui remplacent en tout ou en partie le houblon par les feuilles de buis, voilà la boisson que certaines personnes s'ingurgitent à toute heure du jour. Trouvez une chose plus indigeste. Aussi, bien peu de ces buveurs jouissent d'une bonne santé. Les personnes qui ne peuvent se procurer d'autre boisson feront bien d'en boire le moins possible, et celles qui peuvent la remplacer par le vin de s'en abstenir entièrement.

Le Cidre

Le cidre est aussi une boisson qui ne peut être supportée que par certains tempéraments ; il se conserve difficilement sans aigrir et dans cet état, il est de très mauvaise hygiène. Les personnes d'un tempérament délicat et nerveux devront s'en abstenir et le remplacer par le vin.

Le cidre arrive quelquefois à un point de décomposition où il est onctueux comme l'huile.

J'ai vu des personnes en faire usage malgré cet état de décomposition; mais tôt ou tard elles paient leur imprudence.

Eaux Gazeuses, de Seltz, minérales naturelles, etc.

L'eau gazeuse est un composé d'eau ordinaire, d'acide carbonique et d'acide sulfurique. Pour faire absorber à l'eau une certaine quantité de gaz, il faut un appareil disposé à cet effet. Une partie de cet appareil contient l'eau à saturer, l'autre partie contient du blanc de Troyes ou de Meudon (carbonate de chaux). Au moyen d'une ouverture disposée à cet effet, on introduit de l'acide sulfurique sur le blanc de Troyes, et par la réaction qui s'opère, il se dégage de l'acide carbonique et de l'acide sulfurique qui passe en vapeur entraîné par l'acide carbonique. Au moyen de ces deux gaz on sature l'eau contenue dans l'appareil, au degré de pression que peut soutenir la force du verre des syphons. Ne croyez pas que cette eau soit inoffensive, l'acide carbonique et l'acide sulfurique sont l'un et l'autre corrosifs. Cette eau irrite l'estomac, fait éprouver un appétit factice qui excite à manger plus que les besoins ne l'exigent ; et cette boisson étant souvent répétée surexcite les ganglions de l'estomac, et l'excès des aliments pris rend la digestion laborieuse. On commence par une inflammation d'estomac, et l'on arrive à une gastralgie (crampes ou coliques d'estomac).

De l'Eau de Seltz.

L'eau de seltz contient de l'acide carbonique et du tartrate de soude. Pour saturer l'eau ordinaire on introduit dans un appareil contenant de l'eau pure, du tartrate acide de potasse, et du bicarbonate de soude ; la réaction qui a lieu par la double décomposition des deux sels dégage l'acide carbonique contenu dans la soude, pour composer une eau contenant de l'acide carbonique et du tartrate de soude. Cette boisson est aussi dangereuse pour la santé que la précédente, si même elle ne l'est d'avantage.

Les eaux minérales artificielles sont des eaux où l'on introduit les doses des sels contenus dans les différentes sortes d'eaux minérales naturelles. Les eaux minérales naturelles contiennent, les unes de l'acide carbonique et de la magnésie ; ce sont celles qui passent sur des terrains empreints de ce sel et se chargent d'acide carbonique par leur passage dans les profondeurs de la terre. Les eaux ferrugineuses sont celles qui passent à travers le minerai de fer ; il y en a qui sont sulfureuses et ferrugineuses; ce sont celles qui passent à travers des bancs de sulfure de fer. Les eaux minérales naturelles ou artificielles ne sont pas sans danger pour la santé si l'usage n'en est pas très restreint. Que dire des pauvres malades qui vont aux eaux! Ils comprendront peut-être un jour que les eaux chargées de toutes ces sortes de matières minérales ne sont pas faites pour leur estomac, auquel il faut des aliments fortifiants appropriés à leur genre de maladie et à leur état de faiblesse. Les malades qui retrouvent la santé aux eaux sont ceux qui ont absolument besoin de distractions ; mais ce n'est pas l'eau qui les guérit. Il y a des malades qui n'en boivent pas du tout et qui guérissent; mais il n'en est pas de même de celui qui est réellement malade ; on n'a pas encore vu de maladies sérieuses guéries par les eaux. Celles qui peuvent être utiles à quelques indispositions sont les eaux purgatives ; mais ceux qui peuvent guérir par ce moyen et qui n'ont pas assez de fortune pour se donner cette satisfaction feront mieux de rester chez eux et de se guérir par deux ou trois purgations, au moins ils seront tranquilles au milieu de leur famile où ils trouveront les soins de l'amitié, auront l'esprit en paix et ne seront pas tourmentés par le regret de dépenser de l'argent qui pourrait être employé plus utilement.

Qu'on n'oublie pas que toutes les boissons,

n'importe de quelque nature qu'elles soient, les infusions, le vin, l'eau ingurgitée en plus grande quantité qu'une hygiène bien entendue ne le veut, amènent les dérangements d'estomac (dispepsie des boissons) et les maladies de toutes sortes. L'eau à la glace, les glaces amènent la gastralgie (crampes d'estomac) quand elles ne déterminent pas des fluxions de poitrine, et la phthisie. Que ceux qui veulent conserver leur santé y réfléchissent !!!

Quand vous avez très chaud, surtout quand vous transpirez, évitez de boire de l'eau ou toute autre boisson froide. Buvez un verre de vin en trois ou quatre fois en le roulant dans votre bouche avant de l'avaler. Donnez-en aussi à vos enfants. Si vous avez une soif trop ardente et que vous n'ayez pas de vin, gargarisez-vous avec de l'eau et rejetez-la. Répétez cela cinq ou six fois et vous serez désaltéré. Ce n'est pas votre estomac qui a soif, mais le palais, la gorge, jusqu'aux fosses nasales.

Evitez aussi les courants d'air et changez de linge lorsque vous êtes en transpiration.

En vous observant ainsi vous serez à l'abri de tout danger.

Le Tabac.

Le tabac comme l'opium devient d'autant plus redoutable qu'on se méfie moins de son action toxique et qu'il est convenu de voiler ses effets dangereux par des plaisanteries et par des lazzis piquants. On en dit du bien pour justifier une habitude ridicule. Les avertissements des hommes compétents et la réprobation du bon goût n'ont pas beaucoup nui jusqu'ici à la singulière habitude de fumer le tabac ; elle a fait le tour du monde. Les cabarets, les mansardes, les cabinets de travail, voire même les salons sont envahis par cette drogue vireuse qui poursuit son œuvre d'envahissement progressif, au grand préjudice de l santé publique. Le bon ton, protestant inutilement contre cette pratique dangereuse a appelé l'hygiène à son secours. Le danger de la destruction des dents, du cancer de la lèvre inférieure, de la langue, de l'altération des fonctions digestives ont été opposés en vain aux progrès toujours croissants de cette passion. Le tabac détermine aussi le cancer de l'estomac, l'angine de poitrine, la paralysie générale si commune aujourd'hui chez les hommes, et l'accroissement de la folie.

La statistique démontre que dans certaines écoles publiques où le tabac est permis on peut établir une relation inverse entre les chiffres qui représentent la consommation individuelle du tabac et ceux qui accusent le résultat des examens. C'est un fait généralement reconnu que le tabac exerce une influence dépressive sur la mémoire; il n'est pas un fumeur qui n'ait senti le besoin, aux approches des épreuves d'un concours, d'y renoncer temporairement, ou du moins d'en modérer l'habitude.

On s'inquiète avec raison de voir le tabac étendre l'empire de son habitude sur les adolescents, que dis-je, sur les enfants. Réfléchissez, pères et mères, et répondez, vous qui laissez prendre l'habitude du tabac à vos enfants qui souvent ne la contractent que parce que vous l'avez vous-mêmes ; vous êtes bien coupables de perdre ainsi leur santé. Vous n'ignorez pas que le tabac contient de la nicotine qui est un violent poison ; ce qui vous le prouve, c'est la manière dont vos enfants sont malades quand ils commencent à fumer, et que la fumée du tabac leur dessèche la bouche et les épuise en les privant de la salive qui est destinée à saturer les aliments pour aider la digestion, rafraîchir la bouche et l'estomac dans l'intervalle des repas.

Tous les hommes qui ont atteint un certain âge comprennent tout ce qu'il y a de ridicule pour eux d'avoir à la bouche une pipe ou un cigare, mais pour se faire pardonner ils vous disent que s'ils ne fumaient pas ils deviendraient obèses. Soyez donc conséquents avec vous-mêmes; si de fumer le tabac vous empêche de prendre du corps quand vous êtes à l'état viril, que doit être son effet sur un adolescent qui a besoin de tout ce que la nature a mis à sa disposition pour qu'il devienne grand et robuste.

Ce ne sont pas là les seuls inconvénients du tabac; l'habitude de fumer a porté une atteinte grave aux relations de la famille. La préférence que les fumeurs accordent aux estaminets et aux cercles contribue dans une large proportion au relâchement des liens domestiques. Pour fumer on s'éloigne de sa femme, de ses enfants qui en général ne peuvent supporter la fumée du tabac, et l'on perd l'habitude des causeries intimes du foyer, des jeux naïfs des enfants et de tout ce qui se rattache à la vie de famille.

Vous devez bien vous apercevoir que la civilisation classe déjà les fumeurs au-dessous des personnes peu civilisées en leur interdisant de fumer dans les omnibus ou dans tout autre lieu où l'on respecte les convenances exigées par la dignité où notre point de civilisation nous a placés. Vous voyez donc que les fumeurs sont des êtres incommodes.

La prise, en outre de ce qu'elle est incommodante, n'est pas inoffensive; l'altération de la muqueuse olfactive, l'obtusion de l'odorat, la production de pharyngites tenaces par l'action locale des particules du tabac que le courant respiratoire entraîne vers l'arrière-gorge sont des inconvénients dont il faut tenir compte ; mais, en outre, le tabac déposé dans les narines s'absorbe aussi dans une certaine mesure. On a extrait par l'analyse des organes de priseurs de la nicotine de leur foie. La prise détermine aussi l'angine de poitrine ; l'habitude de priser a quelque chose de sordide et c'est une terrible servitude que les sens imposent à la volonté. Elle peut devenir très nuisible en de certains cas à la position sociale de ceux qui la contractent, surtout aux femmes de la classe ouvrière. Il y a des repasseuses, des modistes, des couturières, des lingères et des cuisinières qui sont obligées de renoncer à leur état par l'inconvénient du tabac.

Il y a aussi un empoisonnement par les parfums comme il y en a un par le tabac, l'opium et les drogues vireuses. Les femmes ne fument pas; mais elles respirent des parfums; elles remplacent la nicotine par les essences, et le cigare par les flacons, les sachets, les bouquets et les cassolettes. Les gens nerveux, et la femme surtout, ont de tout temps manifesté pour les parfums une passion singulière. Les essences et les eaux de senteur se répandent partout et cette habitude est devenue universelle en confondant les hommes et les femmes dans une commune atmosphère.

La plupart des odeurs sont dues à la volatilisation des huiles essentielles. Le parfum des fleurs a la même origine ; les fleurs à odeur forte entêtent, ainsi qu'on le dit vulgairement, quand leurs émanations sont confinées dans une atmosphère qui ne se renouvelle pas; et leur action, dépassant même ce degré, a quelquefois déterminé la mort chez des personnes qui ont couché dans la chambre où il y avait des fleurs. Les essences les plus suaves et les plus recherchées, celles du jasmin, d'oranger, comme les moins agréables, celles de térébenthine, etc., produisent les mêmes effets. Plusieurs cas de mort déterminés par l'odeur des fleurs ont été attribués à l'asphyxie, il n'en est rien; il ne s'agit pas ici d'une insuffisance d'air respirable, mais il s'agit d'un empoisonnement.

Les huiles essentielles même très diluées, agissent avec autant d'énergie que l'acide prussique sur les animaux inférieurs. On a pu, à l'aide de diverses essences convenablement respirées, produire chez certains animaux des effets analogues à ceux du chloroforme et des éthers. Si l'action des essences et des parfums n'occasionne pas toujours la mort, on ne saurait méconnaître qu'il y aurait un danger réel pour la santé.

Il est des femmes qui, menant une vie factice, livrées aux mille dangers de l'ennemi et de l'imagination, ne sortent guère de l'atmosphère des parfums de toutes sortes. Tantôt ce sont des odeurs simples : musc, lavande, violette, ambre, tantôt ce sont des odeurs composées de bouquets, dans lesquels un certain nombre de parfums se trouvent réunis par combinaison ou par le hasard, et forment un tout qui n'a rien des éléments qui le constituent, mélanges odorants qui charment l'odorat, en même temps qu'ils caressent l'imagination.

Les odeurs produisent le même effet que celui des substances vireuses, telles que le tabac, le haschich, l'opium, l'alcool, etc. A petites doses elles produisent l'exhilaration, l'acuité des sens et de l'imagination, un sentiment d'épanouissement et de bien-être. A doses plus fortes, troubles de la sensibilité, de l'intelligence et du mouvement.

Il faut donc que les femmes qui s'entourent de sachets et de flacons sachent qu'elles ne satisfont pas une sensualité inoffensive.

L'état nerveux, l'insomnie et la migraine sont les conséquences de cette intempérance; elle est d'autant plus dangereuse, que la sensibilité olfactive s'émousse à la longue, et que la quantité des odeurs doit être incessament augmentée.

La migraine et la paralysie sont les châtiments de cet abus. Il y a peu de femmes du monde qui échappent à ces dangers; elles s'en plaignent, et elles ne font rien pour les éviter.

On pourrait dire que ces maladies n'atteignent que ceux qui les cherchent; mais on trouve plus simple de recourir à des spécifiques impossibles, plutôt que d'examiner les côtés reprochables de son genre de vie et de les réformer courageusement.

Il est des femmes qui abusent de l'éther comme d'autres des parfums. J'en ai vu qui, tourmentées par les vives souffrances d'un système nerveux surexcité, avaient constamment leur flacon d'éther sous leurs narines, et dont la chambre remplie des vapeurs de cette substance constituait une atmosphère irrespirable.

Les études faites sur l'éther comme moyen de produire l'insensibilité chirurgicale, sont de nature à donner une idée des inconvénients de cette intempérance. Personne ne songerait à en boire toute la journée; mais on oublie que respirer de l'éther, c'est en introduire dans l'organisme tout aussi réellement que si on le prenait sur du sucre ou dans des capsules. Il y a là un danger réel pour la santé et l'on fera bien d'y réfléchir.

Du danger de quelques fleurs de nos jardins.

En général, il est très imprudent de cueillir et de porter à sa bouche des fleurs de nos jardins, ou celles que l'on rencontre dans la campagne, dont les propriétés malfaisantes sont méconnues de ceux qui les touchent, et très souvent même de ceux qui les cultivent.

Il arrive très souvent que des personnes s'empoisonnent en portant à leur bouche des fleurs de l'*aconit napel* sans qu'elles se doutent d'où vient leur mal.

Beaucoup de personnes ne sont pas familières avec les noms botaniques ; il est bon de dire que cette plante est celle qu'on cultive communément dans les jardins, et dont la fleur bleue est connue sous le nom de casque de Vénus ; il y en a aussi de jaunes et de panachés, tous sont également très vénéneux, et devraient être bannis des jardins, surtout ceux où l'on rencontre des enfants, car plusieurs ont déjà payé de leur vie le fait d'avoir porté à leur bouche ces fleurs empoisonnées.

Le suc de l'aconit à fleurs jaunes est tellement violent, que cette plante a reçu le nom de tueloup.

Les aconits ou casques appartiennent à la famille des renonculacées, famille suspecte et malfaisante.

La renoncule scélérate, qui se trouve au bord des eaux, contient un poison si violent, que les feuilles de cette plante, appliquées sur la peau, causent en peu d'heures des ulcères profonds et la gangrène.

La renoncule âcre ou bouton d'or, qui, sous une jolie robe, cache un poison dangereux, se trouve aussi dans les prés ; celle à fleurs pleines a été introduite dans les jardins ; les ellébores ou roses de Noël, de la même famille, sont aussi dans le même cas.

Les lobélies, de la famille des lobiacées, fleurs charmantes, rouges ou bleues, présentent les mêmes dangers.

Il existe bien d'autres familles suspectes, dont l'énumération serait trop longue ici.

Empoisonnement par le Cérat.

Tout le monde sait qu'on fait, avec de la cire et l'huile d'olives, un cérat propre à guérir les gerçures et les plaies, et que dans les campagnes on fait cet onguent soi-même à l'instant du besoin, en employant la première bougie venue, qu'on fait fondre avec de l'huile; c'est avec ce remède que des empoisonnements ont eu lieu; en voici la raison : Les bougies que l'on fabrique aujourd'hui ne se font plus avec de la cire, mais avec du suif, dont à l'aide d'une presse on a retiré l'huile. Ce suif, pour produire la bougie, se combine avec une assez forte dose d'arsenic; il n'est pas étonnant que l'arsenic, qui pénètre même par la friction, produise l'empoisonnement en l'appliquant sur la chair vive.

CHAPITRE III

—

Comment on doit s'alimenter.

L'usage longtemps continué d'aliments de même nature présente de graves inconvénients pour la santé générale et peut dans certains cas modifier le tempérament d'une manière fâcheuse.

Pour bien se porter, il faut que l'alimentation soit variée. La nature des aliments n'influe pas seulement sur l'organisation physique de l'homme, elle modifie encore puissamment son caractère et ses mœurs.

Les peuples qui consomment de la viande dans de justes proportions non-seulement sont en général plus vigoureux et plus actifs, mais encore possèdent une intelligence plus développée que ceux qui se nourrissent exclusivement de végétaux.

Une des choses qui influent le plus sur la conservation ou la perte de la santé, c'est la bonne ou mauvaise qualité des aliments; autant une nourriture composée de substances de bonne qualité est favorable à l'entretien de la santé, autant l'usage habituel d'aliments de mauvaise nature dispose à la maladie.

La digestibilité des aliments dépend non-seulement de leur bonne qualité et du mode de préparation qu'on leur a fait subir, mais encore de l'état de division dans lequel ils arrivent dans l'estomac.

Toutes les fois que le malaise que l'on éprouve après les repas avertit de l'état maladif de l'estomac, il faut observer une diète plus ou moins rigoureuse pendant quelques jours, c'est-à-dire manger peu afin de laisser reposer les organes digestifs.

Les aliments farineux, la plupart des poissons, le laitage et les viandes blanches de veau, de volaille, les fruits acidulés bien mûrs conviennent surtout aux enfants et aux personnes adonnées aux travaux sédentaires. Cette espèce de nourriture convient encore aux individus prédisposés aux maladies aiguës et aux convalescents.

La viande de bœuf, de mouton, les poissons à chair ferme, les légumes ayant une saveur aromatique ou amère, les aliments qui contiennent beaucoup de gluten, le pain surtout, conviennent aux individus jouissant d'une bonne santé, vigoureux et qui se livrent à des travaux fatigants.

Les viandes noires de diverses espèces, le gibier, le sang des animaux, les légumes fortement aromatiques, les aliments fortement épicés, salés, umés, en général tous les mets de haut goût ne conviennent qu'à très peu de personnes, et il ne faut dans aucun cas en faire un usage habituel. Cette sorte d'alimentation est surtout fatale aux individus à tempérament bilieux.

Les aliments rendus stimulants au moyen des épices et des condiments ajoutés en excès peuvent créer parfois un appétit factice; celui qui cède à cet appétit court grand risque de perdre sa santé. Il faut épicer les aliments, mais dans de justes proportions.

Les viandes crues ou saignantes sont de très mauvaise hygiène en ce qu'elles se corrompent dans l'estomac avant l'accomplissement de la digestion et déterminent en nous des humeurs séreuses qui altèrent le sang et causent des maladies dangereuses.

Le choix des vases dans lesquels sont préparés

ou conservés les aliments, mérite d'une manière toute particulière de fixer l'attention.

Les vases dans lesquels on fait habituellement cuire les aliments sont en porcelaine, en terre, en argent, en cuivre ou en fer.

Les vases de porcelaine et de terre bien vernissée sont ainsi que les vases d'argent au premier titre, et les vases en fonte de fer, en fer battu étamé et en ferblanc sont les seuls dont la prudence doive permettre l'usage.

Les vases en cuivre sont toujours dangereux; ils le sont moins toutefois lorsqu'ils sont bien étamés; dans aucun cas il ne faut laisser refroidir des aliments quels qu'ils soient dans ces sortes de vases; dès que l'ébullition cesse, le danger commence.

Les vases en plomb et en zing doivent être bannis d'une manière absolue des cuisines; et jamais il ne faut s'en servir pour conserver des substances alimentaires solides ou liquides. Ces métaux communiquent aux aliments des propriétés vénéneuses.

L'habitude de ne manger que deux fois par jour est mauvaise; l'estomac souffre, s'échauffe, se resserre et digère mal la quantité d'aliments que vous êtes obligé d'y introduire pour vous alimenter pendant un si long intervalle. Cette manière d'alimentation lui fait éprouver une trop grande tension, et, de là, une mauvaise digestion qui cause la gastrite. Il est bien plus rationnel de manger en quatre fois ce que vous mangez en deux. L'estomac se trouve plus souvent rafraîchi, digère et élabore sans fatiguer les sucs nutritifs que contiennent les aliments; il n'y a que quelques tempéraments qui peuvent supporter sans trop de fatigue la méthode de ne prendre que deux repas par jour; encore leur santé n'est pas de longue durée.

Déjeunez, vous et vos enfants, à huit heures du matin, avec des œufs frais à la coque ou, à défaut, des légumes ou de la viande rôtie ; buvez du vin pur, et donnez-en à vos enfants. Le vin pris le matin relève la faiblesse de l'estomac et la fadeur de la bouche occasionnée par la longue absence d'aliments pendant la nuit. Le vin est indispensable aux enfants dès le bas âge, il les fortifie, maintient leur estomac en bon état.

Renoncez pour vous et vos enfants aux déjeuners au café et au chocolat au lait; ceci est de mauvaise hygiène ; ne leur donnez jamais de tapioca, ni racahout, ni révalescière, ni aucune de ces drogues prônées dans les journaux et ailleurs. Le tapioca est tout simplement de la fécule de pommes de terre grillées sur des plaques de cuivre; ainsi que le racahout, la révalescière est un mélange de farine de légumineuses colorées en rose ; les personnes un peu expérimentées savent que les fécules ne sont pas des aliments fortifiants, ce n'est qu'une colle inutile introduite dans l'estomac. Les enfants nourris avec ces bouillies sont faibles, chétifs et malingres ; couchez-vous de bonne heure et levez-vous matin, rien n'est plus salutaire à la santé que cette habitude.

Apprenez à vos enfants à se tenir propres, à avoir de l'ordre, à être laborieux, traitez-les avec bonté et douceur pour leur former un bon caractère. Apprenez-leur à s'aimer, à s'obliger entre eux, montrez-leur en l'exemple, et ils vous imiteront ; rien n'est plus propre à rendre les enfants respectueux et obéissants que le bon accord entre les parents. Songez-y, si vous agissez ainsi, le bonheur sera dans votre maison.

Le choix des aliments n'est pas seulement utile à la santé, mais il est utile aussi à la beauté du corps, à l'amélioration des formes et au développement de l'intelligence. Les éleveurs le savent si bien, qu'ils ne négligent aucune de ces précautions pour l'amélioration de leur bétail. Pourquoi les négligerions-nous pour nous-mêmes ?

Le vin est de toutes les boissons la plus agréable

au goût et la plus favorable à l'alimentation; cependant le vin n'est pas un aliment; on mourrait de faim si l'on ne buvait que du vin; mais comme boisson il est préférable à toutes autres; il est même indispensable à certains tempéraments, surtout ceux qui sont nerveux et bilieux; mais il est utile de le mélanger de temps en temps de moitié d'eau pour de certains tempéraments, tous les quinze jours, pendant les trois repas du jour; d'autres doivent rester un mois et plus avec le vin pur. Ceux qui tirent le vin en tonneau ne doivent se servir que de robinets en bois; il est même prudent de ne jamais faire usage de robinets en cuivre ou en tout autre métal.

Quoique j'aie déjà parlé des inconvénients de l'eau-de-vie, je crois utile d'en dire encore quelques mots.

L'eau-de-vie ou l'alcool quoique bas titré exerce sur notre organisme deux actions principales: la première sur l'estomac, la seconde sur le système nerveux. L'alcool absolu sans eau dessèche et brûle les membranes animales. Si l'on en buvait par mégarde, la langue et le palais perdraient toute sensibilité et faculté vitale. Le trois-six, qui contient les 3/4 d'alcool, brûle très vivement le palais. L'eau-de-vie potable conserve aussi cette propriété ; faites-en boire à un enfant, à une dame ou à toute autre personne qui n'en a pas l'habitude ; elle vous dira que son palais est brûlé et rejettera vivement le poison que vous lui donnez.

L'eau-de-vie est un poison lent ; on peut s'y habituer ; mais ce n'est jamais sans émousser la sensibilité délicate de la bouche, et sans altérer la santé. L'alcool très étendu d'eau, le vin, stimulent l'action de l'estomac ; l'alcool, plus fort, l'eau-de-vie, excitent le système nerveux tout entier. Prise en petite quantité, l'eau-de-vie peut exercer sur l'homme une réaction favorable, elle fait naître dans tout le corps une douce chaleur, une excitation nerveuse qui donne au sang une activité nouvelle et répand partout une nouvelle sève de vie. C'est dans ce cas que l'eau-de-vie mérite bien son nom. Elle fut d'abord exclusivement employée comme médicament externe et interne; malheureusement, au lieu de la laisser avec les autres drogues dans la boutique de l'apothicaire, les malades ont pris goût à cette médecine.

L'eau-de-vie agit sur le système nerveux comme les autres poisons, tels que la quinine, la morphine, la nicotine, etc.; à dose faible, elle exerce une surexcitation favorable, à dose plus forte elle engendre une agitation fiévreuse, en excès elle paralyse l'action nerveuse. Voyez l'homme ivre d'eau-de-vie, ses nerfs refusent aux membres leurs services, son cerveau est paralysé, ses facultés intellectuelles sont éteintes. Enfin, prise en trop grand excès, l'eau-de-vie peut détruire l'action nerveuse et tuer l'homme; si l'homme savait se commander il s'interdirait l'usage de l'eau-de-vie et du tabac qui sont les destructeurs de la santé.

Les Liqueurs.

Les liqueurs sont formées d'eau-de-vie tenant en dissolution du sucre et des essences aromatiques qui caractérisent chaque espèce de liqueur. La saveur forte de l'alcool, la douceur forte du sucre et l'arôme des essences se marient parfaitement et produisent une sensation exquise.

Les maîtresses de maison doivent préparer les liqueurs pour l'usage de leur table. Elles seront sûres, en les préparant elles-mêmes, d'avoir des liqueurs pures et saines ; qu'elles n'oublient pas que c'est la bonne eau-de-vie qui fait la bonne liqueur. Choisissez les aromates qui vous plaisent le mieux et faites-les infuser dans l'eau-de-vie en quantité variable à votre goût ; vous faites dissoudre le sucre dans une quantité d'eau égale à celle de l'eau-de-vie ; ayez soin de vous assurer que votre eau ne trouble pas l'eau-de-vie; en ce cas elle est trop chargée de calcaire, il faut prendre de l'eau de pluie que vous filtrerez sur du charbon de bois pilé ou du sable fin lavé à plusieurs eaux; vous ajouterez l'eau sucrée à l'eau-de-vie et la liqueur est faite.

Liqueurs aux fruits.

Les prunes, les cerises, surtout les guines, les poires, les pêches sont très présentables. On fait bouillir les fruits dans le sirop de sucre, on laisse refroidir et l'on y verse l'eau-de-vie; rien de plus simple.

Aucune boisson n'est plus agréable ni plus favorable à la santé que les liqueurs bien préparées. L'eau-de-vie est un poison parce qu'elle contient un excès d'alcool; mais si vous ajoutez de l'eau et du sucre, l'effet du poison n'existe plus et la liqueur est tonique et bienfaisante comme le vin, elle est même nourrissante, car le sucre tient lieu de pain.

Encore quelques mots sur l'éther. L'éther exerce une action extraordinaire sur notre système nerveux; respiré à pleins poumons par la bouche ou le nez il engourdit les nerfs et bientôt produit une ivresse profonde. Avis aux personnes qui ont continuellement un flacon d'éther sous le nez. Cette habitude affaiblit le système nerveux et détermine la paralysie.

CHAPITRE IV

—

Des Appartements.

Il est ausssi de bonne hygiène de faire choix d'un appartement suffisamment éclairé et aéré, et qui soit autant que possible exposé au midi ou tout au moins au levant, ou, si l'on ne peut faire mieux, à l'ouest, mais jamais au nord. Les appartements exposés au nord sont la source de toutes sortes d'infirmités, principalement des rhumatismes.

On évitera d'habiter une maison nouvellement construite ; deux ans au moins sont nécessaires pour qu'une maison soit assez sèche pour être habitée sans danger pour la santé.

Il faut soigneusement éviter de poser les pieds nus sur le parquet ou sur le carreau en sortant du lit ou quand on a chaud ; on courrait le risque, surtout lorsqu'on a les pieds en état de moiteur, de provoquer une fluxion de poitrine, une inflammation intestinale ou quelque autre maladie grave.

Dans le choix que l'on fera des papiers de tentures destinés à revêtir les murs des appartements et surtout des chambres à coucher, on évitera soigneusement les papiers verts, qui ont une influence fâcheuse sur la santé.

On devra veiller avec un soin tout particulier à ce que les fenêtres ferment hermétiquement. Beaucoup de douleurs rhumatismales et d'autres maladies n'ont pour cause que des vents coulis.

Les causes d'insalubrité des maisons se trouvent notamment dans les amas d'immondices dans les cours, clos, allées; la stagnation d'eau provenant du mauvais état ou de l'absence de pavage des cours, des allées, du défaut d'entretien des conduits d'eaux ménagères, de la mauvaise odeur des fosses et cabinets d'aisance, des puits, des puisards, de la saleté des murs, des corridors, des escaliers, de la présence d'animaux tels que porcs, lapins, poules, pigeons, etc.

Les causes d'insalubrité intérieure sont inhérentes au logement même; telles sont l'humidité, le défaut d'air, de lumière, l'exiguïté des logements, la malpropreté intérieure, l'encombrement des chambres. L'air d'un logement doit être renouvelé tous les jours, le matin, les lits étant découverts.

Ce n'est pas seulement par l'ouverture des portes et des fenêtres que l'on peut opérer le renouvellement de l'air d'un logement, les cheminées sont même indispensables. Dans les maisons simples en profondeur et qui n'ont qu'un seul côté, les chambres où l'on couche doivent toutes en être pourvues.

On ne saurait trop proscrire la mauvaise habitude de boucher les cheminées afin de conserver plus de chaleur dans les chambres.

Il ne faut jamais laisser séjourner les eaux ménagères dans un logement.

Il faut laver une fois par semaine les pièces carrelées et les essuyer pour enlever l'humidité dont l'état permanent serait plus nuisible qu'avantageux.

Du Chauffage.

Les personnes qui le peuvent feront bien de se chauffer au feu de cheminée et avec du bois. Le feu de bois assainit l'air et fortifie le corps. La fumée de bois contient de la créozote qui est un antiputride des plus puissants. Celui qui ferait fumer sa chambre en temps d'épidémie serait préservé de toute atteinte. Ce n'est que la créozote contenue dans la fumée du bois qui garantit les viandes fumées de la putréfaction.

Le chauffage d'un appartement au moyen d'un poêle, soit avec du charbon de terre ou avec du bois, est d'une très mauvaise hygiène. Le calorique ou chaleur en traversant la fonte se charge de sulfure de carbone qui décompose l'air, indispose les forts tempéraments et rend les faibles malades.

Ceux qui sont obligés de subir ce genre de chauffage feront bien de placer sur leur poêle un vase rempli d'eau; la vapeur qui s'en dégage maintient dans la chambre une humidité qui absorbe le sulfure de carbone et retarde la décomposition de l'air.

CHAPITRE V

—

De la Propreté du Corps.

Lavez-vous avec de l'eau fraîche, l'eau tiède ou chaude amène promptement les rides.

Si vous faites usage de savon, ayez soin qu'il soit de bonne qualité et sans odeur ; les essences avec lesquelles on les parfume corrodent la peau. On s'en aperçoit quand on s'est essuyé et séché ; la figure est luisante et l'on ressent un tiraillement, la peau étant parcheminée.

Quand on fait usage de savon, il faut avoir soin de passer plusieurs fois de l'eau pure sur le visage et les mains afin d'enlever la gélatine contenue dans le savon qui, en se séchant sur la peau, la fait gercer, la rend rugueuse et vieillit promptement.

Prenez des bains pour vous nettoyer le corps, mais n'y restez que juste le temps nécessaire pour vous approprier; un quart d'heure au plus; une trop longue station dans le bain est nuisible aux tempéraments faibles.

Ne parfumez jamais votre bain, il est dangereux pour les personnes délicates ou nerveuses d'absorber par les pores de la peau les essences et d'aspirer leurs odeurs ; elles doivent s'abstenir de parfumer leurs cheveux et leur linge, et respirer des flacons contenant des sels pénétrants, de l'éther ou du chloroforme. J'ai vu des femmes en éprouver des surexcitations nerveuses jusqu'à la syncope et arriver à la paralysie sans se douter que leur mal était la conséquence de l'absorption des odeurs fortes, et au moment où elles auraient dû cesser elles redoublaient d'en respirer, croyant se ranimer et y puiser de nouvelles forces.

Pour l'habitant des campagnes comme pour celui des villes la propreté est la principale condition de la conservation de la santé et le préservatif des maladies et de l'épidémie. On dit que la propreté est souvent difficile, même imposible aux travailleurs de la classe pauvre, par suite des nécessités de leur vie par la continuité de la nature de leurs travaux ; rien, n'est plus exagéré que cette assertion, car rien dans toutes situations, de plus prompt, de moins dispendieux à remplir que le devoir de la propreté.

L'eau qui coule avec une si admirable abondance sur toutes les faces de la terre, en fontaines, en rivières, en fleuves, voilà pour la propreté de tous...

Il n'y a pas de corps si laid que la propreté n'embellisse, pas de vêtement si humble qu'elle ne relève, pas d'habitation si pauvre, si étroite, si malsaine, qu'elle ne puisse embellir, assainir, rendre habitable et agréable ; pour être propre, il ne faut que vouloir.

En été prenez des bains de rivière pour vous approprier le corps... Apprenez à nager; savoir nager est pour l'homme une question d'honneur et de dignité humaine; un père dont l'enfant tombe dans l'eau, un mari dont la femme se noie qui restent tous deux cloués au rivage par leur impuissance sont bien malheureux ou bien ridicules. On apprend à nager à tout âge, mais il est préférable de l'apprendre dans sa jeunesse, savoir nager devrait être exigé comme la vaccine pour entrer dans tous les emplois, même pour se marier.

Recommander les excercices gymnastiques trop délaissés, c'est plaider pour l'humanité contre elle-même, c'est lui dire de retourner à la vie au moment où elle se suicide par l'indifférence, c'est l'envoyer aux sources vives de la santé et de la force au moment ou elle se plonge plus que jamais dans l'abîme de la maladie et des infirmités.

CHAPITRE VI.

—

Les Vêtements.

Les vêtements sont les matières qu'emploie l'homme pour résister à l'impulsion des agents extérieurs.

L'expérience prouve que les étoffes de laine les plus chaudes sont celles qui offrent le plus de laxité, de mollesse et d'épaisseur.

Dans le bas âge il faut des vêtements larges et chauds ; des langes de laine doivent envelopper le nouveau-né. On doit aussi éviter de trop serrer le maillot.

Dans l'enfance on doit employer des vêtements

10

chauds, surtout pour les filles. Lorsqu'on est arrivé à l'âge adulte l'habitude devient un guide.

Les vieillards ont besoin de vêtements de laine; cependant, il ne faut pas trop se vêtir. Une trop grande épaisseur de vêtements intercepte l'air qui vivifie le sang par son passage à travers les pores de la peau. Lorsque notre corps est par trop privé d'air et de lumière, la circulation du sang est moins active, sa chaleur diminue, il s'appauvrit, nous devenons faibles et frileux.

En temps de froid il vaut mieux moins se vêtir, et se donner du mouvement.

La flanelle portée sur la peau affaiblit la santé en ce qu'elle intercepte l'air qui vivifie. Étant un tissu serré, dès le premier jour elle devient imperméable par la transpiration qui s'y imprégne, obstrue les pores de la peau et empêche la sécrétion des humeurs qui sont rejetées par le sang au moyen de la transpiration.

Le meilleur moyen de se préserver du refroidissement après avoir transpiré est de changer de linge, et si l'on ne le peut, boire un verre de vin en deux ou trois gorgées ; de cette manière, on sera préservé de tout danger sans avoir sur le corps rien qui mette obstacle aux fonctions naturelles.

La coiffure des enfants doit être légère, suffisamment chaude en hiver et très perméable en été.

Les hommes portent un chapeau cylindrique qui est fort incommode ; il serait très avantageux de le remplacer par un chapeau de feutre à forme basse.

Les vieillards qui ont perdu leurs cheveux éviteront une foule de maladies en portant une perruque.

Les femmes ont adopté un genre de coiffure

qui avec la mode nouvelle leur garantit à peine la tête (mais leur épaisse chevelure les met à l'abri des variations de l'atmosphère).

Le cou doit être entouré d'une cravate moelleuse et chaude ; un col trop haut et trop dur peut causer de graves accidents.

La chemise se fait avec la toile ou le coton. Comme elle absorbe les sécrétions cutanées, il faut avoir une chemise de jour et une chemise de nuit. Les chemises de toile de lin ou de fil de chanvre sont plus hygiéniques que celles de coton. Le caleçon n'est employé que pour se garantir du froid. Le pantalon doit être large sans être cependant flottant ni trop serré à la ceinture.

L'habit ne se porte que pour une tenue de cérémonie. Le paletot qui, d'un usage plus habituel, est d'une forme qui l'hiver protége contre le froid, et qui l'été par son ampleur préserve de la chaleur. C'est le vêtement le plus commode que l'on puisse confectionner.

Les bas doivent être souvent renouvelés. Les chaussures étroites et dures occasionnent des cors qui souvent sont très douloureux. On évite ces affections en veillant dès l'enfance aux chaussures.

Les hommes feront bien de porter des bottes qui non-seulement protégent les pieds, mais encore les jambes.

Les femmes ne se servent que de petites bottines minces qui ne les mettent à l'abri ni du froid ni de l'humidité.

La disposition générale des vêtements de la femme est excessivement mauvaise et défectueuse. Les robes et les jupons ouverts par le bas et flottants laissent agir sur les parties inférieures le froid et l'humidité. Il est de bonne hygiène de faire usage de pantalon.

CHAPITRE VII

—

Quelques conseils hygiéniques particuliers.

Les personnes d'un tempérament replet, sanguin, susceptibles de devenir obèses, doivent manger peu, toujours se retirer de table avec un reste d'appétit, éviter autant que possible de boire de l'eau, ou de l'eau rougie; boire du vin, mais seulement une bouteille par jour; faire un usage journalier et modéré d'eau-de-vie de bonne qualité sans être colorée ni assaisonnée de piment et de gingembre. Ceux qui ont atteint un certain degré d'obésité doivent régler leur nourriture de manière à avoir une faim continuelle qui ne leur sera pénible que pendant un certain temps; peu à peu, leur estomac s'habituera à la privation ; ils perdront leur embonpoint et recouvreront l'usage facile de leurs mouvements. Ils pourront alors prendre beaucoup d'exercice, ce qui est aussi indispensable pour les maintenir en bonne santé.

Les personnes d'un tempérament sec et nerveux peuvent manger tout ce qui leur plaît, mais toujours avec sobriété; éviter autant que possible de boire de l'eau, cause de la constipation et de l'irritation nerveuse dont elles souffrent presque toujours. Elles doivent prendre trois repas par jour, boire du vin, éviter les vins vieux, le champagne et les alcools. Elles peuvent faire usage de liqueurs simples préparées comme je l'ai indiqué. Prendre de temps en temps quelques petits verres d'eau-de-vie, comme médicament, lorsqu'elles s'aperçoivent qu'elles ont des glaires sur l'estomac. Il faut aussi beaucoup d'exercice et de distractions. L'exercice est favorable à tous les tempéraments

Avec la sobriété et une hygiène bien entendue nous serons rarement malades. La sobriété et l'hygiène ne sont pas aussi difficiles à observer qu'on se l'imagine ; ces deux choses ne sont pour ainsi dire qu'une, et peuvent se pratiquer facilement.

L'hygiène embrasse toutes les choses qui exercent une influence sur nos organes, tout ce qui nous environne : l'air, le climat, les habitations, les vêtements, les objets et les soins de la toilette, tout ce que l'homme consomme, tous ses mouvements et toutes ses actions, les habitudes et les professions, les sensations les plus intimes, ses passions et les opérations de son intelligence.

L'hygiène se résume à maintenir toutes les fonctions et toutes les situations de la vie dans leurs conditions normales, à les conserver dans un juste équilibre d'où résultent le bonheur de la vie sociale et la santé du corps. Chaque fonction de nos organes est mise en activité par deux forces contraires qui doivent s'équilibrer constamment. Ces deux forces, la puissance et la résistance, sont le principe indispensable pour conserver la santé. L'excès d'une force sur l'autre dans nos organes rompt l'équilibre de la vie, d'où résulte l'état de maladie. Un organe forcé ou ralenti outre mesure dans son jeu souffre et devient malade. Nos organes ont une force déterminée : si l'on dépasse leur puissance on en dérange le jeu ou on le brise. L'effort d'un muscle qui a été trop tendu, la lassitude occasionnée par une marche forcée, la fatigue d'un travail violent, l'insomnie de veilles trop prolongées, la pesanteur de l'estomac qui a reçu une quantité d'aliments au-dessus de sa puissance digestive, le goût émoussé par l'abus de condiments, l'impuissance prématurée due à l'excès des plaisirs, etc., tous ces troubles fonctionnels sont des maladies qui peuvent se guérir par le repos, une hygiène bien entendue et les forces de la nature; mais, si ces dernières se renouvellent par les mêmes causes, la nature se lasse, s'affaiblit et cesse de réagir. Alors la perturbation gagne toute l'économie, les esprits vitaux se troublent, les tissus vivants et les humeurs vitales organisatrices s'affaiblissent, par conséquent commence l'accumulation des mauvaises humeurs qui déterminent bientôt l'éclosion d'une maladie.

Voilà comment toute force qui dérange les fonctions organiques vitales devient primitivement et secondairement la cause de maladies primitives ou confirmées. Il importe donc d'étudier, de régler la marche normale de toutes nos fonctions et de maintenir l'équilibre de leur balance. C'est pour atteindre ce but que tous les mouvements de notre corps, la marche, la course, le saut, la danse, la natation, la gymnastique, le travail manuel, etc., doivent être soumis à des limites qu'il ne faut pas dépasser. C'est ici le cas de recommander aux pères et mères, aux maîtres et maîtresses de pension de surveiller les enfants lorsqu'ils se livrent à la course ou à l'exercice de la corde; rien n'est plus dangereux que ces exercices lorsqu'ils sont poussés à l'excès. Combien de maladies de cœur, de phthisies, d'ankiloses articulaires sont le résultat de ces exercices!

Les influences reçues et exercées par les sens: la vue, l'odorat, l'ouïe, le goût, le toucher, les exercices et la reproduction doivent être subordonnées à l'aptitude et au degré de développement des organes.

Les facultés morales: l'amitié, l'amour, l'intelligence, l'imagination, la mémoire, le jugement, la volonté; les déterminations et les passions: la haine, la colère, l'orgueil, la vengeance, la crainte, l'égoïsme, la volupté, la paresse, la gourmandise, doivent recevoir une direction utile et calculée en faisant servir toutes les tendances, bonnes ou mauvaises, aux fins de la nature. Les propriétés et les effets des aliments, les assaisonnements et les boissons doivent être étudiés pour soumettre notre alimentation aux règles de la sanité et de la tempérance.

Les autres fonctions de la nutrition, absorp- on, respiration, circulation et sécrétion doivent être maintenues en équilibre par la respiration d'un air pur, par l'habitation d'une maison saine, par la modification appropriée de la lumière, de la température, de l'humidité, des bains, des lotions, des vêtements, etc. Rien n'est plus nécessaire à la santé qu'un régime bien entendu ; le plus souvent il se modifie pour chacun et s'inspire des conditions particulières à chaque tempérament. Cependant, son principe se résume entièrement dans ces deux préceptes : *Ne jamais user des choses mauvaises, ni abuser des bonnes.* Ces quelques mots résument toute l'hygiène. En s'observant ainsi on se garantira de toute maladie grave, et si nous ne pouvons éviter dans le cours de notre vie certaines indispositions, elles ne seront jamais dangereuses. Elles se guériront d'elles-mêmes par les seuls efforts de la nature.

Dans nos indispositions, la cause devient grave

et dangereuse du moment où nous voulons nous médicamenter. N'oubliez pas que tous les médicaments qu'on vous administre sont des poisons excessivement violents qui aggravent vos indispositions au point de déterminer en vous des maladies incurables qui vous rendent impotents quand elles ne déterminent pas la mort.

Pour vous édifier à ce sujet, je vais vous donner un aperçu des médicaments qu'on vous administre.

CHAPITRE VIII.

—

MÉDICAMENTS TOXIQUES.

—

Acide prussique.

Le poison le plus violent qui existe : à odeur d'amandes amères, aussi terrible par sa vapeur aspirée que par son ingestion sous forme liquide. Il frappe comme la foudre à la dose de 25 centigrammes et tue en en appliquant une seule goutte sur la langue ou sur la conjonctive. Sous quelque prétexte que ce soit, on doit refuser de faire usage ce ce médicament. Quoique ingéré à petite dose, il n'en laisse pas moins des traces ineffaçables dans notre organisme.

Arsenic.

Une certaine école médicale emploie l'arsenic dans un grand nombre de maladies telles que : étouffements, palpitations, défaillances, syncopes, spasmes, insomnie, dégoût, amaigrissement, adynamie, catarrhe pulmonaire, mobilité nerveuse, névralgies, gastralgies, dyspepsie, constipation, névralgies trifaciales et intercostales, viscéralgies, toux, oppression, palpitations cardiaques, aménorrhée, migraine, exaltation et perversion de la sensibilité cérébrale et périphérique, atonie digestive, amyosthénie dans l'état nerveux lié à la grossesse et à l'allaitement, spasmes laryngés, œsophagisme, vomissements, hystéralgie, dysménorrhée, leucorrhée, aggravation des accidents pendant la grossesse, cachexie nerveuse, etc. Chacun sait que l'arsenic est un violent poison, et quand il ne tue pas le malade il amène l'amaigrissement et le tremblement nerveux.

Belladonne.

Plante vénéneuse, narcotique, employée à titre de calmant, poison violent. Par conséquent, s'en abstenir.

Bryone.

Plante purgative énergique; poison dangereux.

Cantharides.

Poison violent. Remède externe; s'emploie en vésicatoires; elles n'ont pas d'autres propriétés que celles de causer de graves accidents

Copahu.

Les capsules de copahu contiennent le baume de copahu et du mercure. On l'emploie contre les écoulements chroniques, les fleurs blanches, les maladies chroniques de la vessie et les catarrhes en général. Poison.

Cataplasmes laudanisés ou opiacés. On applique ces cataplasmes sur les douleurs névralgiques.

Ces applications sont très dangereuses; s'en abstenir.

Ciguë

Plante toxique usitée par les médecins comme fondante des tumeurs. Poison.

Chlore.

Le chlore est un gaz délétère des plus dangereux pour la santé. On le vend allié à la potasse, à la soude, à la chaux, sous les noms d'eau de Javelle (chlorure de potassium), de chlorure de sodium, de chlorure de chaux. On en fait un usage abusif pour le blanchissage du linge; c'est un puissant corrosif qui le détériore promptement et attaque la santé de ceux qui l'emploient. Les rhumastismes, la paralysie des mains, les maux d'estomac, la phthisie, la paralysie générale ou partielle, le gonflement des jambes, les tumeurs, la migraine, les névralgies faciales, etc., etc., proviennent de l'aspiration du gaz que le chlore exhale et de l'immersion des mains dans l'eau où les lavandières plongent le linge. Ce gaz est si tenace, qu'il porte ses ravages jusque dans le sein des familles qui font usage du linge blanchi par ce procédé. C'est pourquoi les repasseuses sont exposées à toutes sortes de maladies par l'aspiration de ce gaz qui se dégage du linge par la chaleur du fer à repasser.

Il n'y a pas une personne qui ne se soit aperçue de la mauvaise odeur du linge qui a été blanchi avec cet ingrédient. On comprendra facilement que le linge appliqué sur la peau, contenant une certaine quantité de chlore qui se dégage par la chaleur, et qui, absorbé par les pores de la peau, cause des maladies qui n'ont pas d'autre origine que ce poison.

J'engage les blanchisseurs à employer le système de blanchissage à la vapeur, qui est simple et économique et n'attaque nullement les tissus.

Digitale.

Cette plante est employée comme diurétique et comme sédative de la circulation et des battements du cœur. Les médecins l'emploient dans l'hydropisie et les rhumatismes. C'est un poison dangereux.

Dragées de cubèbe, fer et ratanhia.

Elles s'administrent dans les cas de blennorrhagie, de chlorose, d'anémie, etc. S'en abstenir. Ces sortes de pilules ou dragées contiennent toujours de l'opium ou du mercure.

Dragées cynoglosse composées.

On les administre dans le catarrhe, la bronchite, la pneumonie et toute autre affection douloureuse. Elles sont à base d'opium, safran, castoréum, jusquiame. Médicament dangereux.

Dragées d'iodure de fer.

On les administre dans le cas de faiblesse, d'appauvrissement du sang, les pâles couleurs, l'anémie, les cachexies, les maladies lymphatiques, scrofuleuses, les flux chroniques muqueux, séreux ou sanguins, les abcès froids, les ophthalmies chroniques, les tumeurs indolentes, les obstructions, etc. L'iode est un poison et l'expérience prouve qu'il ne guérit aucune de ces maladies. Pour cette raison s'en abstenir.

Dragées au valérianate de zing.

On les administre dans les cas de maladies vaporeuses et hystériques, dans l'état nerveux, les vertiges, les étourdissements qui éclatent chez les femmes. En un mot, dans tous les accidents nerveux qu'on voit naître chez elles avec une si déplorable facilité et lorsqu'elles se sentent attristées sans cause. Ce médicament, comme tous les antispasmodiques, affaiblit le système nerveux, finit par altérer la santé et rendre impotent pour toute la vie. Il est facile de concevoir que les spasmes, les névroses, les maux de nerfs, les crises nerveuses, qui sont les symptômes d'une maladie, ne peuvent être guéris que par le calme moral et une hygiène bien entendue.

Electricité médicale.

Traitement nuisible, irrite le système nerveux et dessèche les muscles.

Hémétique.

Tartre stivié ; vomitif énergique qu'il ne faut se laisser administrer qu'à la dernière extrémité.

Essence concentrée de Salsepareille.

Cette essence contient du mercure ; elle s'administre dans les maladies syphilitiques, dans les maladies dartreuses et scrofuleuses, dans les douleurs rhumatismales et goutteuses, contre les obstructions du foie, contre les maladies des viscères abdominaux, contre les affections atoniques ou organiques alimentées par un vice latent indéterminé de la constitution. L'expérience prouve que ce médicament ne guérit pas ces maladies et laisse dans l'organisme des traces qui rendent impotent toute la vie.

Extrait de Saturne.

Ce médicament est astringent. On l'emploie à l'extérieur. On s'en sert pour imbiber les compresses et les bandes que l'on applique aux contusions, aux entorses et aux fractures, pour tremper la charpie destinée à absorber des suppurations trop abondantes. On en lotionne les brûlures, les érysipèles, les inflammations de la peau et des membranes muqueuses. On l'emploie en injections dans l'urètre et le vagin, dans la blennorrhagie et la leucorrhée chronique, dans la bouche, dans l'intention d'arrêter les salivations mercurielles, pour tempérer des éruptions douloureuses, des tuméfactions inflammatoires brûlantes. L'usage de ce médicament est dangereux, il amène la répercussion des humeurs, cause souvent des accidents graves en déterminant des plaies incurables.

Gratiole.

Cette plante est un purgatif très énergique; elle peut déterminer une évacuation et des vomissements dangereux.

Huile de foie de morue.

Drogue nauséabonde et indigeste comme toutes les huiles; médicament dont on fait un abus considérable et qui est la cause de nombreuses maladies par les dérangements qu'il occasionne dans l'estomac.

Hydrothérapie.

Médicament à la mode. Il est de bon ton de se verser tous les matins un seau d'eau fraîche sur la tête, et de soumettre tout son corps aux ablutions froides. Que de malheureuses victimes de cette mode insensée et homicide dépérissent chaque jour, s'étiolent, s'énervent et ne songent pas à attribuer leur dépérissement à cette pratique meurtrière. La réaction produite par cette opération ne donne pas de forces, elle les réveille seulement et les use dans leur surcroît d'activité. On comprend facilement que les réactions trop répétées aboutissent inévitablement à l'épuisement des forces et qu'on doit éviter l'abus des ablutions froides comme celui des meilleures choses.

Iodure de potassium.

Médicament à deux tranchants qu'on administre comme dissolvant des humeurs et qui attaque les principes constitutifs du sang. C'est dire que ce médicament est dangereux ; il occasionne dans beaucoup de cas des désordres graves par suite d'un appauvrissement exagéré du sang et cause des maux d'estomac très douloureux.

Jusquiame.

Plante narcotique. Son action est toxique sur l'économie ; elle peut empoisonner même à petite dose en causant des désordres nerveux sur le cerveau.

Laudanum.

Médicament toxique à base d'opium. On l'emploie dans presque toutes les maladies avec douleurs. Il affaiblit le système nerveux, et par son usage prolongé détermine la paralysie.

Mercure.

Le mercure est, sous toutes les formes et même par sa vapeur seule, l'un des plus terribles poisons connus. On en fait un grand abus en médecine et les résultats en sont déplorables. On l'emploie intérieurement et extérieurement. Employé intérieurement il détermine des tremblements nerveux d'autant plus intenses qu'on en a pris en plus grande quantité.

Les pommades mercurielles mises en contact avec la peau par le frottement ou frictions, déterminent, outre le précédent symptôme, des ulcérations rougeâtres, l'émaciation, la phthisie, la goutte, le rachitisme héréditaire, le cancer, les fistules, la soudure des articulations, les ophthalmies, et finit par déterminer une salivation abondante et fétide. On doit éviter de se frictionner avec les pommades mercurielles opiacées, au sel de plomb, au carbonate de cuivre, etc., toutes extrêmement dangereuses.

Morphine.

Alcali extrait de l'opium, très soluble dans l'alcool; médicament excessivement dangereux, cause un sommeil agité, des rêves effrayants, une contraction fréquente de la pupille, des convulsions, des vomissements, la diarrhée, la rétention d'urine, la démangeaison à la peau, et amène la paralysie plus ou moins promptement, suivant la dose.

Nitrate d'argent.

Médicament caustique et désorganisateur des

membranes. On l'emploie sous forme solide (pierre infernale) et sous forme liquide. Son action énergique fait facilement supposer que ce médicament est des plus dangereux. A l'état solide, il ne s'emploie qu'extérieurement, dans l'intention de cautériser les plaies. 'A l'état liquide, il s'emploie à l'intérieur; dans ce cas, sa causticité désorganise les muqueuses de l'estomac, mal dont on ne guérit jamais.

Opium.

L'usage de l'opium compromet la santé, amène la vieillesse et une caducité précoce. C'est un poison qui peut tuer à l'instant même suivant la dose; mais, à petite dose, il détruit peu à peu notre organisme comme un foyer qui le dévore. Quand il ne tue pas le malade, celui-ci tremble et ne marche qu'en chancelant.

Pastilles de Vichy.

Ces pastilles se prennent comme des bonbons. L'usage des pastilles et des eaux de Vichy est nuisible toutes les fois qu'il existe chez le malade de l'anémie et de l'appauvrissement du sang. Les tempéraments glaireux, lymphatiques, doivent s'abstenir de ces pastilles et de ces eaux. On en fait souvent un déplorable abus, parce que le médecin est parvenu à les mettre à la mode. Qu'on n'oublie pas que les sels alcalins, qui forment la base des eaux de Vichy, sont des dissolvants des principes du sang.

Pâte de jujube, de guimauve, de lichen, etc.

Toutes les pâtes, dites pectorales, ont pour base le sucre et la gomme. On fait aujourd'hui la pâte de guimauve sans guimauve, la pâte de jujube sans jujube. Le prétendu fruit de la pâte de nafé d'Arabie, est, dit-on, imaginaire. Toutes ces pâtes sont diversement aromatisées; mais toutes sont composées de sucre, de gomme et d'opium. Le suc de réglisse, bien préparé, est préférable à toutes les sortes de pâtes pectorales les plus vantées.

Pilules de Carbonate ferreux.

La médecine emploie cette préparation contre l'atonie générale, les pâles couleurs, la pauvreté du sang, les fleurs blanches, les hémorrhagies, l'hystérie, la paresse d'estomac, le rachitisme, les règles supprimées ou irrégulières, les scrofules ou humeurs froides, les incontinences d'urine, les pollutions nocturnes, l'hydropisie, les blennorrhagies, etc. Ce médicament est nuisible en ce qu'il dérange les fonctions naturelles de l'estomac.

Pommade opiacée à la belladone.

La médecine l'emploie contre les douleurs vives des plaies, dans l'intention de calmer l'irritation et les désordres nerveux occasionnés par des douleurs vives. La pommade de belladone opiacée est un poison si actif, qu'on ne doit jamais en faire usage, si l'on ne veut s'exposer à contracter des maladies incurables, et à perdre la vue.

Pommade de Calomélas (Mercure cristallisé)

Les médecins ordonnent les frictions de pommade au calomélas dans les syphilides, les scrofules, les dartres,en même temps qu'on en applique une couche sur les manisfestations morbides. Cette pommade cause toujours des désordres considérables et des maladies incurables chez l'individu qui se soumet à son traitement.

Pommade de Dupuytren.

Elle s'emploie sous prétexte de fortifier le cuir chevelu et d'assouplir les cheveux. Elle contient de l'opium, c'est pour cette raison que ceux qui en font usage deviennent chauves.

Pommade d'Iodure de Potassium.

La médecine ordonne cette pommade en frictions comme fondant dans les engorgements lymphatiques, les tumeurs, les indurations, les glandes scrofuleuses; les frictions souvent répétées amènent chez les individus qui s'y soumettent l'atonie générale, c'est-à-dire une si grande faiblesse qu'ils arrivent à ne pouvoir faire aucun mouvement.

Pommade de Ratanhia et Cachou.

On se sert de cette pommade dans l'intention de guérir la débilité, la mollesse, les catarrhes utérins, vaginaux, urétraux, les hémorrhagies, les flux atoniques, les tuméfactions indolentes, œdémateuses, les fissures de l'anus, les gerçures du mamelon, les crevasses, les ulcérations douloureuses, les brûlures, les hémorrhoïdes, les engelures, les descentes de matrice, etc.

Voilà une pommade à laquelle on attribue beaucoup de vertus. Je laisse à juger aux pauvres malades qui sont atteints des maladies désignées ci-dessus et qu'on frotte et sature à satiété ce qu'ils en pensent. Si tous les médicaments avaient la vertu que la médecine leur attribue, le métier de médecin n'existerait plus. Chaque malade achèterait le médicament et se guérirait lui-même.

Sublimé corrosif (Deutochlorure de mercure)

Le sublimé corrosif est, après l'acide prussique, le poison le plus prompt à réagir; il en faut bien peu pour frapper de mort ; et administré chaque jour à la dose la plus minime, la mort arrive par progression. Quand on verra une belle intelligence s'éteindre, une forte santé s'étioler sans cause, connue et en dépit du régime le plus hygiénique, qu'on pense au sublimé corrosif qu'on nomme aussi *poudre de succession.*

Si la dose est assez forte on éprouve un malaise qui brûle la moelle des os, on sent une sueur froide qui couvre tout le corps, les yeux se voilent, la langue s'embarrasse, la pensée se trouble et se perd dans une somnolence qui tient du cauchemar; et l'on meurt, selon la dose, en quelques heures ou en un ou deux jours.

Rue.

On ordonne la poudre de cette plante sur les ulcères fétides des gencives, du nez, sur les plaies carcinomateuses, à titre d'escharotique ; cette plante est toxique ou vénéneuse; et il est dangereux d'en faire usage.

Sangsues et Saignées.

Ces deux agents destructeurs de l'homme doivent être rejetés à jamais comme homicides.

Seigle ergoté.

Cette substance est toxique et cause des accidents si graves qu'on n'ose en faire la description. Il est un terrible agent de désorganisation des tissus.

On voit les malades soumis à ce traitement perdre la vue et les cheveux, en proie à la céphalalgie qui va jusqu'au délire et à une diarrhée séreuse.

Le corps se couvre de pustules et de flegmons, souvent les cartilages du nez tombent, les mâchoires se détachent, les membres se désarticulent. On arrive à cet état lorsque la médication est prolongée.

Sirop de Lactucarium.

On administre ce sirop dans l'intention de calmer les irritations et inflammations de la poitrine, catarrhes aigus, asthme spasmodique, toux nerveuse, coqueluche, phthisie pulmonaire, affections spasmodiques, convulsions, douleurs de toutes nuances, convalescences, insomnies, troubles divers, suite de fatigues ou de veilles prolongées, état nerveux, etc. Ce sirop contient de l'opium, il faut s'en abstenir.

Sirop lénitif.

Ce sirop agit par l'opium, la morphine, le laurier-cerise qui forment sa base. Il a les mêmes inconvénients que le laudanum, l'opium et les divers autres poisons.

Sulfate de Quinine.

On administre ce médicament contre les fièvres intermittentes, les névralgies et affections périodiques, les fièvres pernicieuses, l'adynamie putride.

La médecine fait un grand abus de ce médicament énergique qui attaque les ganglions de l'estomac, amène la constipation, désorganise le système vital et jette le malade dans une atonie ou faiblesse dont il se relève difficilement.

Stricknine.

Extrait de noix vomique, poison qui, après l'acide prussique, agit avec la plus grande promptitude et produit les désordres les plus violents. A dose insuffisante pour tuer le malade il fait éprouver des tressaillements, des soubresauts dans tous les membres, et peu à peu des mouvements convulsifs comme une danse de Saint-Guy. On a les extrémités froides comme du marbre et quelquefois on ne les sent plus. On éprouve des crises qui cambrent l'épine dorsale en arrière et des pandiculations qui tordent les bras. Quand on n'en meurt pas, on est courbaturé, on a les membres rompus, et l'on éprouve des douleurs atroces.

Tablettes de Menthe anglaise.

On donne ces tablettes comme rafraîchissantes, pour faciliter la digestion. Rien n'est plus irritant et indigeste que cette composition. Les personnes d'un tempérament sec et nerveux feront bien de s'en abstenir.

Tannin.

Astringent énergique. On l'administre dans l'intention d'arrêter les hémorrhagies, les pertes, les écoulements muqueux atoniques, comme contre-poison de l'opium, de la morphine et des poisons végétaux. Le tannin est le plus astringent de tous les médicaments. On l'administre aussi dans les inflammations chroniques, les hémorrhagies passives, les écoulements atoniques, diarrhées, sueurs, blennorrhagies, fleurs blanches, ophthalmie catarrhale, dyssenterie, etc. En un mot, toutes les fois qu'on a l'intention de déterminer un échauffement intérieur. On emploie aussi le tannin en poudre à l'extérieur en guise de tabac dans les épistaxis (saignement de nez) et les coryzas rebelles, en gargarismes à la dose de 4 grammes par 250 grammes d'eau, en lavement à la dose de 1 gramme à 1 gramme 1/2 par 500 grammes d'eau; en injection contre les blennorrhagies vaginales et urétrales, à la dose de 10 à 50 centigrammes pour 30 grammes d'eau; en collyre contre l'ophthalmie catarrhale purulente, à la dose de 10 à 20 centigrammes pour 30 grammes d'eau. On applique encore le tannin pur ou incorporé à dose indéterminée à une pommade sur les tumeurs indolentes, les dartres, les taches congénitales, les éruptions pustuleuses, les boutons. On l'emploie aussi dans l'intention de guérir les empoisonnements occasionnés par le vert-de-gris et les autres préparations cuivreuses, par le plomb, l'émétique, les cantharides, l'opium, la ciguë, la jusquiame, le stramonium, les champignons, en général contre tous les poisons connus. Le meilleur remède contre tous ces poisons est de s'abstenir d'en prendre d'une manière absolue. En admettant qu'il soit possible que le tannin possédât toutes ces vertus et pût dans le cas d'empoisonnement par les médicaments nous sauver la vie, les ravages exercés en nous par les poisons n'en existent pas moins et nous rendent impotents toute notre vie. Qu'on n'oublie pas que les médicaments sont plus dangereux et engendrent plus de maladies que tous les virus morbides réunis.

Vésicatoires.

Les vésicatoires sont dangereux non-seulement en ce qu'ils font souffrir et déterminent la fièvre, mais encore par le risque d'être empoisonné par absorption, si la vessie venait à crever avant l'enlèvement des cantharides. Qu'on soit bien convaincu que les vésicatoires n'èliminent que l'humeur qu'ils déterminent. Ce traitement doit disparaître.

Il y a encore beaucoup d'autres médicaments dangereux qu'il serait trop long d'énumérer ici, et qui ne peuvent entrer dans le cadre restreint de cette brochure. Les explications que j'ai données ci-dessus suffiront pour mettre le malade en garde contre les dangers qui le menacent en se laissant administrer ces poisons Qu'il n'oublie pas que ces drogues dangereuses s'administrent sous toutes les formes et sous différents noms : en dragées, pastilles, pilules, sirops, pommades, liniments, loochs, etc., tels que : Calomelas sublimé ; biscuits d'Ollivier ; collyre de Sichel ; eau antipsorique de Mettenberg ; eau noire allemande ; eau phagédénique ; emplâtre de Vigo ; liqueur de Van Svieten ; onguents brun, gris, napolitain, de Canquoin; pommades de Cazenave, de Dessault, de Dupuytren, de Duchesne-Duparc, de Gibert, de Grand-Jean, de Monod, de Sichel, de Villan, de Zeller; pilules napolitaines de Plenck, de Baudelocque, de Ricard; sirops de Bellet, de Cuisinier, de Charles-Albert, de Giraudeau de Saint-Gervais, de Lagneau, de Larrey, de Velno, etc., etc; pilules antécibum, pilules écossaises ou d'Anderson; pilules Boutins; grains de santé, grains de vie; pilules d'Herse, d'Harvey, de Morisson, de Péter; cigarettes de Trousseau; collyre de Lanfranc; épilatoire de Plenck; liqueur et poudre de Fowler; liqueurs de Péarson, de Biett; pilules de Biett, de Barton, de Boudin; pommade de Saint-Louis; potion de Donovan; poudre du frère Côme, de Dupuytren, de Fontaneilles; rusma des Turcs, etc. Les diverses formes et dénominations de tous ces médicaments ne changent rien aux dangers d'empoisonnement auxquels s'exposent les personnes qui se les laissent administrer.

Que l'on se pénètre bien que le plus grand

danger ne commence pas par la maladie, mais bien au moment où nous prenons des médicaments.

Les maladies occasionnées par un chaud et froid, telles que pleurésie, fluxions de poitrine, rhumes, etc., se guérissent par les forces de la nature et des soins bien entendus. Quand vous éprouvez les premiers symptômes de ces maladies, mettez-vous de suite au lit, couvrez-vous convenablement, faites infuser de la bourrache dans du vin que vous sucrez légèrement, buvez-en un demi-verre chaud, et de temps en temps. Dès que vous aurez fortement transpiré, tout danger aura disparu. Et quand vous vous en sentirez le besoin, mangez ce qui sera agréable à votre goût, peu et souvent ; buvez un peu de vin et dans peu de jours vous serez rétabli. Dans les autres indispositions qui n'offrent pas un danger imminent, on se couche, on mange peu et souvent, on boit du vin et la force de la nature fait le reste.

Quand on est atteint d'une maladie aiguë ou fièvre inflammatoire, on se purge avec de l'eau de Sedlitz ou de la rhubarbe, ensuite on boit du vin de quinquina jaune, ce qui coupe la fièvre. Quant aux fièvres tierces, quartes, paludéennes, il suffit aussi de se purger une ou deux fois à deux jours de distance; le faire les jours où l'on n'as pas la fièvre ; faire également usage du vin de quinquina, boire du vin et manger avec sobriété plusieurs fois par jour ; par ce simple traitement, on se débarrasse promptement et sûrement de ces indispositions et on n'est point exposé à tomber dans l'atonie et à contracter une gastrite que l'on garde le reste de ses jours comme lorsqu'on fait usage du sulfate de quinine. C'est ainsi que je l'ai vu faire dans plusieurs familles qui sont toujours arrivées à la vieillesse sans infirmité. Dans les temps où il n'y avait pas de médecins dans les campagnes, nos ancêtres s'occupaient de guérir les maladies par le moyen des simples. Leurs jardins contenaient beaucoup de plantes médicinales cultivées, et ils s'en procuraient aussi beaucoup dans les champs.

Les plantes dont ils se servaient le plus ordinairement sont :

L'Absinthe.

Ils la faisaient prendre en infusions légères aux femmes pour rétablir les règles ; et avec les feuilles fraîches pilées et du saindoux, ils composaient un cataplasme qu'ils appliquaient sur le ventre des enfants et des grandes personnes qui avaient des vers ; ils leur en faisaient prendre aussi de légères infusions.

Aigremoine.

Plante qui croît au bord des chemins ; ils l'ordonnaient en infusions contre les fleurs blanches, les incontinences d'urine et les dyssenteries.

Ail.

Ils guérissaient la gale avec l'ail broyé, du beurre, du miel et de la fleur de soufre dont ils composaient une pommade avec laquelle le malade se frictionnait (aujourd'hui on a une médication plus expéditive connue de tout le monde); ils se servaient aussi de la même pommade contre les humeurs froides et les abcès froids. Aujourd'hui on se sert de l'ail écrasé bouilli dans du lait qu'on fait prendre aux enfants qui ont des vers; on leur applique aussi des cataplasmes d'ail pilé sur le ventre ; remède simple et efficace. L'usage de l'ail dans les aliments est très hygiénique.

Argentine.

Plante très commune qui croît sur le bord des chemins; ils l'ordonnaient en infusion contre les faiblesses d'estomac.

Arnica.

Ils employaient la racine et la fleur d'arnica contre les blessures, les coups, les contusion ; ils ordonnaient aussi de prendre en se couchant une infusion d'une pincée de fleurs de cette plante dans une tasse d'eau bouillante pour fortifier le système nerveux et provoquer la transpiration. Cette herbe est restée populaire dans les campagnes.

Asperges.

Ils employaient en infusions les racines et les jeunes pousses d'aperges : dans les rétentions d'urine, dans la jaunisse et les palpitations de cœur.

Aunée.

Cette plante croît dans les lieux humides et au bord des ruisseaux. Ils l'ordonnaient en infusions dans l'atonie, les catarrhes, les humeurs froides, les fleurs blanches et les faiblesses d'estomac.

Bardanne (Herbe aux Teigneux.)

Commune aux environs des habitations. Ils ordonnaient l'infusion de la racine contre les maladies de la peau et les humeurs froides.

Bourrache.

Ils ordonnaient l'infusion de bourrache, feuilles et fleurs, dans les fièvres inflammatoires, surtout lorsqu'il s'agissait de ramener une transpiration arrêtée.

Camomille romaine.

Plante très commune. Ils ordonnaient l'infusion de ces fleurs contre les douleurs nerveuses d'estomac, les coliques venteuses et les vers.

Capillaire.

Ils ordonnaient l'infusion de cette plante contre les maux d'estomac et les étouffements.

Chélidoine, Éclaire.

Ils ordonnaient l'infusion de chélidoine dans de certaines affections dartreuses provenant des maladies du foie.

Chicorée sauvage.

Ils l'ordonnaient en infusions contre la paresse d'estomac et l'inappétence.

Chiendent.

Ils ordonnaient la tisane de chiendent contre les inflammations du foie et les rétentions d'urine.

Chou rouge.

Ils ordonnaient le bouillon de chou rouge

contre la toux et les irritations de poitrine, et faisaient appliquer les feuilles vertes sur les douleurs rhumatismales.

Citrouille ou Courge.

Ils ordonnaient les infusions de graines de citrouille pour calmer les inflammations de la vessie.

Cochléaria.

Ils ordonnaient de mâcher les feuilles de cette plante pour raffermir les gencives.

Consoude.

Ils ordonnaient en tisane la racine de cette plante contre les crachements de sang et les faiblesses de poitrine.

Coriandre.

Ils ordonnaient l'infusion de semence de coriandre pour rafraîchir et fortifier l'estomac.

Cresson.

Ils ordonnaient de prendre le matin, à jeun, le jus de cresson comme dépuratif du sang et en infusion dans l'eau-de-vie pour raffermir les gencives.

Douce-Amère.

Ils ordonnaient l'infusion de cette plante contre les altérations du sang.

Fumeterre.

Ils ordonnaient l'infusion de cette plante pour guérir les dartres.

Feuilles de Ronces.

Ils composaient un gargarisme avec les feuilles de ronces bouillies et du miel contre les maux de gorge.

Hièble, petit Sureau.

Ils ordonnaient les feuilles d'hièble pilées et mélangées avec du saindoux pour être appliquées en cataplasmes pour guérir les entorses, les contusions, les engorgements des articulations.

Hysope.

Ils ordonnaient l'infusion d'hysope comme cordial dans les cas d'asthme humide, le catarrhe pulmonaire, le défaut d'appétit, la paresse de l'estomac.

Laitue.

Ils ordonnaient dans les inflammations des yeux le cœur de la laitue cuit dans l'eau et appliqué en cataplasmes sur les yeux ; ils ordonnaient aussi ces mêmes cataplasmes en application sur les clous et les furoncles.

Lierre grimpant.

Ils ordonnaient les feuilles de lierre cuites et appliquées en cataplasmes pour guérir l'érysipèle.

Lis blanc.

Ils ordonnaient les oignons de lis cuits avec un peu d'eau, réduits en pâte et appliqués en cataplasmes sur les panaris, les brûlures, les abcès ; ils ordonnaient aussi les fleurs de lis macérées dans l'huile d'olive contre les gerçures des mamelons.

Marrube blanc.

Ils ordonnaient cette plante infusée dans de bon vin vieux pour fortifier l'estomac.

Orties blanches.

Ils ordonnaient l'infusion d'ortie blanche, fleur et plante, contre les crachements de sang et les fleurs blanches.

Pariétaire.

Ils l'ordonnaient contre les inflammations des reins et les rétentions d'urine.

Pensées sauvages.

Ils ordonnaient la tisane de pensées sauvages contre les maladies causées par un lait répandu.

Pervenche.

Ils ordonnaient l'infusion des feuilles de cette plante pour faire passer le lait des nourrices.

Persil.

Ils ordonnaient aussi le suc et les feuilles de persil broyées pour le même usage

Plantain.

Ils ordonnaient la tisane de cette plante pour arrêter la diarrhée.

Poireau.

Ils ordonnaient la tisane de poireau non replanté, cuit et appliqué en cataplasmes sur les tumeurs enflammées et contre la constipation.

Voici diverses recettes populaires auxquelles on attache beaucoup de propriétés.

Ache.

On attache à la racine de cette plante une vertu diurétique.

Albumine ou blanc d'œuf.

Délayé et battu dans l'eau, on lui attribue la vertu d'un contre-poison des sels de mercure et de cuivre.

Alcali volatil.

Quelques gouttes de cet alcali dans un verre d'eau fraîche dissipe l'ivresse. On en applique sur la morsure d'animaux venimeux pour cautériser la blessure et neutraliser le venin.

Alcool camphré.

On fait usage d'alcool camphré en frictions dans un grand nombre de cas.

Angélique.

Elle est la base de plusieurs liqueurs stomachiques. On lui attribue des vertus contre l'atonie générale, les névroses par débilité, le scorbut, la scrofule et la paralysie.

Anis vert.

On attribue à cette plante prise en infusion ou en liqueur la propriété de guérir les débilités d'estomac, la gastralgie, les indigestions et les coliques venteuses.

Armoise ou herbe de Saint-Jean.

Le vulgaire attribue à cette plante prise en infusion la propriété d'activer la menstruation.

Baies de Genièvre.

Très populaires ; on emploie ce remède sous plusieurs formes, en infusions légères ou en liqueur, comme diurétique, stomachique, antirhumatismal ; en décoction pour lotionner les plaies, en fumigations contre les douleurs et les mauvaises odeurs des appartements.

Bouillon-Blanc.

Le vulgaire attribue à l'infusion de cette fleur des propriétés adoucissantes et pectorales contre la toux et les irritations de poitrine ; à la feuille en décoction et administrée en lavement celles de calmer les épreintes, le ténesme dans la dysenterie et sous forme de cataplasmes de ses feuilles d'adoucir la douleur causée par les panaris, les furoncles, de calmer les démangeaisons et les brûlures.

Caille-lait jaune.

Certaines personnes attribuent aux fleurs de cette plante prise en infusions légères, la vertu de calmer les irritations nerveuses, les spasmes, les convulsions, les crampes d'estomac.

Canelle de Ceylan.

On dit que la canelle infusée dans le vin est stomachique, chaude et digestive.

Carotte (racines jaunes).

Ce remède est très populaire et très usité dans la grippe. On en fait un sirop en la faisant cuire avec moitié de grains de seigle et l'on en boit à chaque instant du jour

Eau sédative.

Cette eau est très populaire et est employée en frictions.

Mélisse.

Les infusions de mélisse jouissent d'une réputation populaire pour calmer les spasmes, la syncope, les vapeurs, les défaillances, les coliques et le système nerveux en général; elles fortifient l'estomac et aident la digestion.

Menthe poivrée.

On attribue beaucoup de propriétés à cette plante. Prise en infusion on dit qu'elle stimule l'organisme et calme les spasmes qui proviennent d'un manque d'activité, qu'elle apaise les vomissements nerveux, les crampes d'estomac, la migraine et chasse les vents.

Oignon.

On dit que l'oignon cuit sous la cendre, réduit en pulpes et appliqué aussi chaud que possible sur les brûlures, les clous, les panaris, en apaise la douleur.

Oranger.

L'infusion de feuilles d'oranger est très populaire. On la prend pour apaiser les maux d'estomac et favoriser la digestion.

Poirée.

On fait de ses feuilles cuites un cataplasme qu'on applique sur le ventre du malade dans les inflammations aiguës des intestins.

Romarin.

Le vulgaire attribue à l'infusion de romarin la propriété de calmer l'asthme, les vertiges, la migraine, l'apoplexie, la paralysie, la vue faible. Bouilli dans du vin blanc et employé en lotions, il préserve les plaies de la gangrène.

Sauge.

On dit que cette plante bouillie dans du vin blanc est très bonne pour lotionner les plaies et les cicatriser promptement.

Scrofulaire.

On emploie cette plante en cataplasmes sur les tumeurs scrofuleuses.

Semen-Contra.

Le semen-contra est d'un usage vulgaire; la graine de cette plante prise en poudre ou en infusion est très efficace contre les vers.

Serpolet.

L'infusion de cette plante est très populaire,

elle est cordiale et stomachique; on dit que son infusion délivre de l'ivresse et des maux de tête.

Tussilage (Pas-d'Ane).

On prend l'infusion des fleurs de cette plante pour adoucir la toux, dans les rhumes négligés et les maladies de poitrine.

Valériane.

On dit que l'infusion de cette plante calme les spasmes, l'asthme nerveux et convulsif, la migraine et les indispositions hystériques.

Vélar.

On en fait usage dans l'enrouement et la toux invétérée.

Véronique.

On dit que l'infusion de cette plante est très salutaire dans la toux ancienne, l'asthme, le catarrhe bronchique; qu'elle est en outre cordiale, stomachique, digestive et vulnéraire.

Verveine.

On fait un cataplasme de cette herbe broyée avec de la farine de seigle et du blanc d'œuf qu'on applique sur les contusions et engorgements arrivés à la suite de coups et blessures.

Dans l'énumération que j'ai faite ci-dessus, les plantes médicinales quoique inoffensives peuvent le devenir lorsqu'on en fait abus ; car il ne faut pas oublier, ainsi que je l'ai déjà dit, que toutes les boissons prises en excès dérangent les fonctions naturelles de l'estomac et peuvent contribuer à déterminer en nous une maladie plus sérieuse que celle dont nous voulons nous guérir. Combien de maladies deviennent graves par l'abus des médicaments même les plus inoffensifs et qui se guériraient par le repos, les seuls efforts de la nature et une forte énergie morale. Que le malade domine moralement son mal, qu'il lui commande et le supporte avec calme. L'homme d'énergie se débarrasse par sa seule volonté de beaucoup d'indispositions qui pourraient devenir grave s'il s'attristait, s'affaissait moralement et se livrait aux mains de la médecine. Il faut espérer que la médication toxique, résultat des aberrations et des tâtonnements de la médecine scolastique, aura bientôt fini son temps.

Par les instructions que je donne dans cette brochure, les malades seront à même de s'édifier sur les résultat de cette médication empoisonneuse qu'on emploie malheureusement aujourd'hui dans toutes les affections, même les plus légères, et finissent toujours par déterminer chez le malade une maladie incurable qui, malgré la puissance du fluide vital, ne guérit pas toujours d'une manière complète. Ce n'est pas d'aujourd'hui que la puissance de ce fluide est connue et mise en action. Depuis les temps les plus reculés, il y a eu des hommes d'une constitution propre à servir d'intermédiaire aux esprits délégués par Dieu pour transmettre aux malades, jusqu'à complète saturation, ce fluide vital qui nous épure et nous régénère.

Mais toute personne n'est pas douée d'une constitution propre à transmettre le fluide vital dans toute la force et la pureté nécessaires pour guérir. Le fluide, transmis par l'intermédiaire de certaines personnes, s'affaiblit plus ou moins et produit peu ou point d'effet, et chez d'autres, il se corrompt au point que par leur contact ou leur présence il détermine une maladie ou une souffrance chez l'individu qui en subit l'influence. On comprendra plus facilement si l'on considère que l'eau pure de la pluie se décompose ou même se corrompt suivant les différentes natures de terrain où elle s'infiltre pour rejaillir en source et devient nuisible à la santé et même cause souvent de graves maladies.

C'est pourquoi notre intuition nous pousse à rechercher la compagnie des personnes d'une nature aimante, dévouée et sincère ; c'est parce que nous sentons instinctivement que leur contact nous donne une satisfaction morale qui contribue à nous maintenir en bonne santé.

Il y a toujours eu parmi nous des personnes propres à la transmission du fluide naturel, mais cette manière de guérir ne s'est pas propagée parce que, dans les siècles précédents, ceux qui s'occupaient de guérir ainsi étaient regardés comme sorciers par le fanatisme religieux et persécutés comme tels. (Et qui croirait qu'il y a encore de nos jours des personnes assez arriérées pour croire que ceci est l'œuvre du diable !)

Aujourd'hui, la médecine ayant voulu faire un métier de l'art de guérir, et poussée par la cupidité, a cherché par tous les moyens possibles à étouffer cette manière naturelle de guérir, soit par le ridicule, soit par tous les moyens que la loi a mis à sa disposition pour persécuter ceux qui s'en sont occupés ; mais au point de civilisation où nous sommes arrivés aujourd'hui, le système curatif de ce moyen sera bientôt compris et apprécié de chacun, et le ridicule par lequel on cherche à l'étouffer retombera sur ceux qui le propagent.

Nous ne devons pas douter que la médecine savante, vaincue par les guérisons opérées chaque jour par ce fluide, abandonnera ses médicaments toxiques pour se livrer à ce moyen naturel de guérir. Ce sera un beau jour celui où l'humanité sera débarrassée de la médecine scolastique; mais, pour en arriver là, il faut être convaincu qu'on n'acquiert cette faculté de guérir qu'en étudiant la science spirite qui nous apprend à connaître que dans l'ordre de la nature il y a une infinité d'esprits, délégués par Dieu, qui gouvernent tout, et que chacun d'eux a son attribution.

Il y a des personnes qui ont eu un pouvoir de guérir, et, si elles l'ont perdu promptement, c'est parce qu'elles se sont attribué personnellement ce pouvoir, et elles ont été abandonnées par l'esprit qui se servait d'elles pour transmettre le fluide guérisseur aux malades, et s'étant trouvées livrées à leurs propres forces, les résultats ont été peu satisfaisants et elles se sont découragées. Que celui qui s'aperçoit qu'il a une faculté, si petite qu'elle soit, de soulager son semblable, ne se décourage pas ; qu'il sache que ce fait ne ressort pas de sa propre essence, mais bien d'un esprit qui a pour mission de soulager l'humanité souffrante et qui trouve en lui un instrument dont il peut se servir pour transmettre aux malades le fluide vital et cherche peu à peu à le disposer à cet effet ; il s'apercevra bientôt que s'il est souple et docile à la volonté de son esprit protecteur (ou ange gardien) il progressera et arrivera à de grands résultats, et on verra peu à peu surgir bon nombre de guérisseurs.

Pour que l'humanité arrive promptement à ces résultats et soit délivrée des maladies qui l'accablent, il faut qu'elle s'instruise. L'ignorance nous rend insensibles à la vérité. Pour l'apercevoir, nous devons donc étudier la science spirite si nous voulons rétablir ce moyen de guérir dont on nous croyait à jamais déshérités. N'est-ce pas pour nous aujourd'hui une obligation plus impérieuse encore que jamais de sortir de la fatale ignorance à la faveur de laquelle on nous trompe depuis si longtemps ? Cessons d'être crédules, comptons sur nos propres lumières et notre vigilance si nous ne voulons pas augmenter le nombre des victimes immolées par suite de notre ignorance à l'erreur de la prétendue science médicale. Tâchons de comprendre toute l'importance qu'il y a à dissiper les ténèbres de nos âmes, de manière à ne voir et à ne juger que par nous-mêmes. L'ignorance est la source de toute faiblesse et nous expose à subir la terrible inexpérience de la médecine officielle qui nous a trop appris à quels malheurs irréparables nous sommes tous exposés en nous livrant à son traitement. Le moyen de devenir forts est de nous élever dans la vie intelligente par le travail éclairé des lumières de l'instruction. C'est la seule manière de régénérer notre espèce.

D l'Homœopathie.

Les médecins homœopathes emploient pour médicaments les mêmes poisons que les allopathes, seulement ils les administrent à plus petites doses, et l'on peut dire que le danger est presque nul quand ils les administrent à doses infinitésimales ainsi que le prescrit la formule d'Hahnemann. Mais les médecins homœopathes, malgré les essais faits de leurs médicaments sur des hommes bien portants, en sont encore aux tâtonnements comme les médecins allopathes.

C'est pourquoi ils ont décidé que dans certains cas ils devaient administrer les médicaments à doses massives sous forme de pilules ou globules qui contiennent à peu près la même quantité de poison que celles de la médecine allopathique. C'est là où commence le danger pour le malade.

Si l'on reconnaît plus de guérisons dans le traitement par l'homœopathie que par la médecine ordinaire, la raison en est que le médicament que les homœopathes administrent, ne contient pour ainsi dire que de l'eau édulcorée par un peu d'alcool. Quand ils traitent le malade selon la formule d'Hahnemann, c'est à proprement dire la médecine expectative. On conçoit qu'un globule d'arsenic ou de tout autre poison de la grosseur de la tête d'une épingle, divisé par la trituration ou la succussion avec une quantité d'eau ou toute autre matière neutre, depuis la quinze-centième partie à la dix-millième partie du poids de ce globule, le poison ainsi divisé devient insignifiant, et le médicament, n'ayant aucune action sur les organes du malade, ne s'oppose pas comme le poison à doses massives aux efforts de la nature qui guérit ordinairement quatre-vingts malades sur cent. Les médecins homœopathes assurent que leur traitement guérit presque toujours la pleuropneumonie ; cela se comprend.

Quand nous sommes atteints de cette maladie, le médecin allopathe nous soigne et nous administre ses poisons à fortes doses, traitement qui tue sûrement le malade; au lieu que si le malade s'administre deux ou trois cuillerées par jour, d'un médicament homœopathique qui est de nul effet et qu'il se fasse transpirer en prenant des infusions de bourrache ou du vin tiède légèrement sucré, ainsi que le font toutes les personnes qui ont l'habitude de se guérir par ce moyen simple; dans cinq où six jours il est guéri. Il arrive aussi qu'en suivant le traitement homœopathique, le malade guérit par la seule force de sa constitution, quoique le médicament n'y ait contribué en rien; seulement, par sa nullité, il ne s'est pas opposé aux efforts de la nature. Mais, que l'on n'oublie pas que les pilules homœopathiques sont aussi dangereuses que celles de la médecine ordinaire qui les administre à dose massive.

L'homœopathie est fille du tâtonnement de la médecine scolastique. Hannemann ayant reconnu qu'en administrant les médicaments à dose massive, elle tuait ses malades ou les rendait impotents, a essayé si, en administrant ces poisons à doses très divisées, et longtemps continuées, il ne parviendrait pas à guérir le malade en changeant peu à peu sa constitution ; et ne voulant pas s'appuyer sur des hypothèses, après avoir divisé en doses infinitésimales les différents poisons qu'on administre à dose massive, a voulu essayer quel effet produiraient ces poisons ainsi divisés sur des hommes bien portants. C'est alors qu'il s'est attablé avec cinq ou six de ses adeptes, tous hommes bien portants. Ils prenaient les remèdes pendant huit, quinze jours, un mois, deux mois quelquefois, et ils écrivaient consciencieusement toutes les sensations qui traversaient la plus petite partie de leurs corps ; ils ont conclu que le médicament qui donnait la fièvre à l'homme bien portant devait être administré pour guérir la fièvre, que le médicament qui donne la colique doit être administré à un malade atteint de coliques; ce qui leur a fait adopter le système des semblables, à l'opposé des allopathes, qui ont adopté celui des contraires.

Je ne pousserai pas plus loin ces détails et, pour conclure, je dirai à ceux qui désirent jouir d'une bonne santé qu'ils en trouveront le moyen dans la sobriété et une hygiène appropriée à leur tempérament. Quant à ceux qui sont malades, les meilleurs médicaments sont le repos et une nourriture appropriée à leur tempérament.

Instructions pour ceux qui se proposent d'assister aux séances

Avant, s'ils sont en traitement, ils doivent cesser toute médication, se préparer par le recueillement, faire quelques œuvres de charité s'ils sont dans la position d'en faire, venir avec un grand désir d'obtenir la guérison.

Pendant la séance : Y assister avec recueillement et garder le plus profond silence. Eviter toute distraction, ne faire aucune question et ne répondre qu'à celles qui leur sont faites; que le malade soit docile et obéisse d'une manière passive à ce qui lui est ordonné. Que ceux auxquels on ne parle pas ou qu'on ne touche pas ne s'en inquiètent pas, c'est qu'il n'y a pas nécessité de le faire et le résultat est le même qu'à ceux qui sont touchés. Ne pas essuyer la transpiration utile à la guérison; éviter de porter les mains sur le siége de la douleur.

Après la séance : Que ceux qui n'obtiennent pas une guérison ou un soulagement instantané ne se découragent pas et attendent. Il arrive souvent qu'on n'obtient la guérison qu'après un certain temps et qu'on souffre plus ou moins, suivant l'intensité de la maladie et la quantité de médicaments qu'on a absorbés; les malades qui se trouvent dans ce cas doivent supporter avec courage leurs souffrances qui sont quelquefois plus grandes qu'avant d'avoir assisté à la séance; ils doivent comprendre que le fluide aidant à la nature à rétablir la santé, le travail qui s'opère dans leur corps doit être très douloureux pour en expulser les mauvaises humeurs et les médicaments toxiques. On a déjà dû remarquer que ceux qui n'ont pas fait usage de médicaments et qui n'apportent tout simplement que leur mal sortent presque tous des séances entièrement guéris. Il arrive aussi à certaines personnes qui obtiennent un soulagement instantané, qu'elles regardent comme une guérison parfaite, que quelques jours après elles éprouvent une réaction qui leur cause des douleurs plus vives qu'auparavant ; cela provient de ce que le fluide rétablissant la circulation du sang, rencontre des obstacles provenant d'une agglomération d'humeurs concrètes dans quelques parties de leur corps, et la douleur est plus ou moins violente suivant la résistance qu'oppose cet obstacle à être expulsé ; et ceux qui n'ont pas la confiance et le courage nécessaires pour attendre la guérison par l'effet du fluide et qui retournent aux médicaments, non-seulement ne guérissent pas, mais finissent par devenir incurables en continuant à absorber des médicaments qui sont presque toujours la cause de la maladie dont ils sont atteints.

TABLE DES MATIÈRES

Pages

CHAPITRE PREMIER.

CHAPITRE II.

CHAPITRE III.

CHAPITRE IV.

CHAPITRE V.

CHAPITRE VI.

CHAPITRE VII.

CHAPITRE VIII.

8238. — Paris. Typ. Alcan-Lévy, boulevard de Clichy, 62.

www.ingramcontent.com/pod-product-compliance
Lightning Source LLC
LaVergne TN
LVHW020018170826
845678LV00001B/33

* 9 7 8 2 3 2 9 8 1 5 4 4 2 *